太極米漿粥

暢銷增訂版

來自桂林古本傷寒雜病論，靠白米就能重拾健康的本源療法

紫林齋主 著

目錄

第一章 大醫精誠，多自大病歸來

第二章 保身長全，胃氣很重要

目錄

目錄

第四章 太極米漿粥的製作方法

第五章 紫林式飲食起居養生法

見證者的感謝

大人、小孩的許多病痛，用太極米漿粥有解！

「不要輕易嘗試！我的小孩吃好一陣子了，食欲變超好的！早餐、幼兒園的三餐、下課點心、晚餐一碗飯！睡前還要一碗粥！不煮不行啊！」

「紫林老師您好，我吃了兩個半月的米漿粥，發現身體有以下改變：一、經血從褐色轉至紅色。二、之前非常容易脹氣，現在幾乎不會，也不大容易口渴。三、原本十個手指頭都沒有月牙，現在左右手大拇指以及右手食指開始出現清楚的月牙。四、在其他飲食不變的情況下，瘦了快兩公斤。感覺身體似乎在往好的方向前進，真是謝謝老師。」

「老師，我家喝米漿粥一個月多，最大的感受是改善了脹氣，而且很神奇的，最近被兩個人說我的氣色比以前好，哈！還有，晚上變得比較好睡，每天一早喝下這熱粥，胃都暖起來，接下來吃東西不像以前那麼容易脹氣了。現在若一天沒喝，還真是不習慣！只能說，這米漿粥實在改善了我的胃，讓胃變溫柔了！」

「太興奮了！所以想分享米漿粥的好。我是因為小孩患有異位性皮膚炎跟氣喘，才開始接觸米漿粥，這碗平凡無奇的粥不僅改善了我家老大的異位性皮膚炎跟氣喘，還有我的胃食道逆流、長期的膝蓋疼痛（西醫所謂的膝關節退化）、冬季癢。以前小孩發燒都要燒個三、五天，現在靠這粥，可以一天退燒！說出來沒人信、認為我誇大，但他*的好我知道！」

「因為老師的無私分享，三個月來，已經養成每天一早就喝米漿粥的習慣，身體真的很舒服，鼻子過敏症狀改善超過八成。這麼方便又天然的好食物，當然持續服用囉！感恩老師的分享文。」

「今天早、午餐各食一碗米漿粥，意外的並不會容易餓，晚餐就跟著家人補冬，放開吃了，晚上的大便紮實的一長條，非常臭！這個效果跟喝了三星期的薑湯（睡前三百毫升左右）比較，感覺米漿粥確實對了我的胃。謝謝老師無私的分享，也期許自己認真吃！改善現在容易頭暈疲累、皮膚癢、血壓高的身體狀況。」

「我也受惠於神奇的米漿粥，約從十月中開始熬煮，我沒太頻繁喝，這兩個月生理期竟然正常，這是有生理期以來從沒發生的現象。」

「女兒從出生開始，腸胃一直處於不穩定狀態（常便祕或糊便）。大約在今年一月底開始每天讓女兒（現在一歲半）早餐第一口喝米漿粥，喝完再吃我準備的餐食。很神奇的是，第一天喝完，隔天便便的酸味居然降低許多！再隔天，酸味幾乎消失了！便祕的情形也極少出現！實在讓我非常開心！很感謝有這個不用靠吃藥解決的方法！」

「我吃了大約一個月，我的右膝蓋的痠痛居然好了九成，挺神奇的！然後跟台南的同學分享，發現其他人也有類似的經驗。而且我還不是每餐吃喔！」

（以上回饋節選自紫林中醫全球論壇）

＊ 本書所有的第三人稱皆作「他」。作者認為，人之所以能夠借萬物為本草，養正祛邪，是因為大家都有正氣，可以彼此引借。動物植物可以作藥，礦石流水當然也可以作藥。因此，對作者來說，無論會動不會動的，都是平等的「他」。

推薦序

米漿粥提養胃氣——治病，兼具養生之功

張翔／國立清華大學電機系榮譽退休教授、通識中心兼任教授

中醫理論基礎源於《黃帝內經》。其內容始於攝生，繼之以臟腑經絡、病因病機、病證診法而終於論治。由此可見，中醫以養生先於治療，故有「飲食有節，起居有常，不妄作勞」，必可使人「形與神俱，而終其天年，度百歲乃去」之說。但對於外受七情或內受六淫所擾、而偶染疾苦之人，亦可藉針灸之力回天。《黃帝內經》之治法是以針灸為主，而《傷寒卒病論》則是在《黃帝內經》理論基礎上，參照《湯液經法》而完成之方書。這部中醫巨著中有許多藥方，基於藥食同源之故，不但可以治病亦可兼具養生之功。

林祥榮先生（紫林老師）從求學至就業，多年以來飲食無節、起居無常，而虛勞有餘，體力終於不堪負荷。於休養期中讀《傷寒卒病論》而悟道，遂專志研修之。十多年前，由仲景條文之中悟得自癒苦疾良方，便於網路上與網友交流《傷寒卒病論》心得、開設「中醫生活講座」，期望發揚並應用仲景方劑於日常生活之中。本書即為其研究成果。作者首先透過身受其惠者之見證，其次說明如何因病而結緣於醫聖仲景，第二章闡述何謂胃氣、如何評斷及其與身體機能之關係。第三章為本書重點，作者於文內道出多年心得：太極米漿粥能提升胃氣！此一心得表面看似稀鬆平常，卻暗涵深義。眾所周知，《傷寒卒病論》方劑中多用粳米於治病之中，而作者以其粳米煮粥更可養胃氣，真可謂毫不藏私之義舉。

須知，近世西醫始於組織學及解剖學，以還原論為其本質，透過屍體解剖對其骨骼、肌肉、神經、血管，分別研究。而死人與活人最大差別乃在於前者之骨骼、肌肉雖在，但其神經、血管之作用已停！而中醫之經絡系統正是神經血管叢（neurovascular bundles）及其分支之網狀系統，他「內屬臟腑，外絡肢節」，並用以描述活人之所以能「行氣血、調陰陽！」故以現代表述而言，經絡系統之所以可行「氣」，此「氣」應與神經血管叢之神經功能高度相關，而經絡系統之所以可行「血」，則與神經血管叢之血管、血液功能高度相關！更重要的是：就中醫而言，氣、血必須視為一體，氣不離血，血不離氣，如此方能參透中醫之奧秘。因此，《黃帝內經》中所謂的「胃氣」應指後天脾胃消化系統之氣、血生理功能。故經中所言「有胃氣則生，無胃氣則死」，當指的是若消化系統失其氣血功能，不能攝食，就會喪命。

其實英國學者 Henry Gray（1821 — 1865）在其 Anatomy of the Human Body 早期版本中，亦認為脾（spleen）主要功能是管食物的運化，他在做了狗的動物實驗之後認為：“...The size of the spleen is increased during and after digestion, and varies according to the state of nutrition of the body...” 而中醫很早就認識到脾胃之功能。暫且不論先天，若能把後天的脾胃功能做到正氣不傷，則能御病抗邪。這也是中醫自古以來之另一特點：正氣足即可以抗病毒、細菌，而無須隨菌毒起舞。其原因在於肉必自腐而後蟲生，而非蟲生而後肉腐，蓋菌毒恒在，衹須正氣足則菌毒必在致病範圍及標準之下，何懼之有？

作者在書中又將太極米漿粥之煮法及飲食起居養生法於書內詳細道出，可謂道器兼備，其發揚中華醫學瑰寶所付出之心血，令人敬佩，故樂為之序。

二〇一六年十二月三日

推薦序

太極米漿粥為現代健康照護提供多一項保健參考

王靜枝／國立成功大學醫學院護理學系教授

個人多年來在推動輔助療法的研究、教學與實務中，見證了多種自然療法或輔助療法對人們身心的正向影響。其中，很慶幸透過閱讀《太極米漿粥》這本書認識了這個從古代流傳下來的傳統食療。讓我想到古裝戲中常聽到「生病時為家人熬一碗粥」的情景，絕對有其傳統醫學意義與價值！

米漿粥溫潤滋補，對津液的增生與免疫力的提升顯現出色的效果，我自己和家人也切身體驗了米漿粥對腸胃保養的益處，特於此推薦中老年人若想要預防便祕與促進消化，不妨一試！而且我有許多朋友也說，米漿粥有助於改善他們的睡眠品質、改善夜間胃酸逆流等益處。

當我首次邀請紫林老師至我於成大醫學院開設的「另類輔助療法」的課堂上，分享這一古方食療時，許多師生深受啟發。紫林老師不僅詳盡介紹了米漿粥的理論依據與製作方法，也分享了他在促進身心平衡中的深層價值。本書凝聚了紫林老師多年的自然醫學研修理念與個案研究的精華，是對「米漿粥」的全面探索，既弘揚了傳統智慧，也為現代健康照護提供多一項的保健參考。

期盼每位讀者能從本書中汲取這項保健知識，在日常生活中實踐這一簡單有益的健康之道。儘管輔助療法無法全然取代現代醫學，這種自然溫和的方式卻值得更多人去實踐，也希望未來有更多人深入探究米漿粥的效益，為其建立更深、更讓人信任的實證基礎。

新版序

不笑不足以為道

紫林齋主／本書作者

我自公元二〇〇四年首創並持續實踐太極米漿粥以來，透過為文與宣講力說已屆二十年。公元二〇一七年，以對太極米漿粥的研究為本，加上個人悟道古經方中醫的親身體驗，與入門中醫本來面目的心法，寫成《太極米漿粥》一書，引起更廣大的回響，七年間再版二十六刷，不但一時熱銷，而且年年長銷，令兩岸三地五大洲的諸多有緣朋友，既有益於平時養生，也幫助了病時療疾。無論是網路或實體讀者朋友，還是各方中、西醫界人士，亦或大眾傳媒、商賈與網紅，紛紛爭相走告、口耳相傳；也無論是將我紫林齋主與太極米漿粥忠實具名以告，又或是隱去真名與來由；也無論講述內容是完整如實，抑或胡抄亂改，加油添醋。

還有許多太極米漿粥的忠誠黑粉，鋪天蓋地長年窮追猛打，無的放矢。總而言之，已在全球華人圈掀起長年不退的熱潮。我若說是全球養生保健粥品第二，應該也沒有他種粥品敢自稱第一。各方百般配料五花八門，卻皆未能勝出我這獨一味精白粳米配上二十倍清水的樸實純真，這就是我以「太極」名之的緣由，也果真名如其實，獨步海內外。在廚房灶頭家常中，全球人類都能共享中華文化，親身體驗這來自古經方中醫的美好。

鐵一般的事實是：太極米漿粥帶給許多朋友重拾健康的新希望，突破了一般既成觀念中無法想像與難以說明的框架，以真實反應呈現古人「藥食同源」的揭示，不但適用在典籍條文的中風傷寒、外感雜病，也通行於現代醫學認知的難病重症。人體從仲景在世的東漢末年以來，最少一千八百年間五臟六腑的組織與功能分毫未改。時代在變，人體不變，所以，一千八百年前的《傷寒雜病論》所記載的醫術，當然能夠完美對應最新時代的各種疑難雜證，無論人類是開飛機還是駕馬車，這就是經典之所以為經典，我們需要謙卑學習的緣由。

飛機、馬車，那是「人造之物」，其操作教學或有日新月異之必要，但人體、生靈是「神造之物」，老天就是最完美的設計家，既給了我們能夠自體往復循環不殆的功能與結構基礎，也在天地間滋長萬物，供我們配合四時日夜周始，與環境相生共榮，永續發展。小小一粒精白粳米蘊藏了無限生機，古人透悟天地智慧，擇白米做主食，能飽腹，還能養生，仲景的《傷寒雜病論》取之入藥方，更能療疾。我首創太極米漿粥二十年，回首只見各方鼓吹養生奇招的「大師」們浮浮沉沉，有的被踢爆造假，更多的是被自己的誤信搞到害命。滄海又成桑田，於我只如一瞬間。而我，還是喝著我的太極米漿粥，昂首笑談經方化家常。

逢此投身古經方中醫獨立研究二十年之際，我將一路走來持續見聞、蒐集所得的科學驗證與有緣朋友的體驗分享，輔以更精練的文字描述與原理說明，將原書內容大幅翻新，強化內容，澈底進行依循經方化家常主旨的提升再進化，寫成這本新版《太極米漿粥》，以之為誌。

讀完我的《太極米漿粥》後，不曉得朋友們是「拈花微笑」，還是「聞道大笑」呢？

公元二〇二四年冬月小雪　閉塞成冬

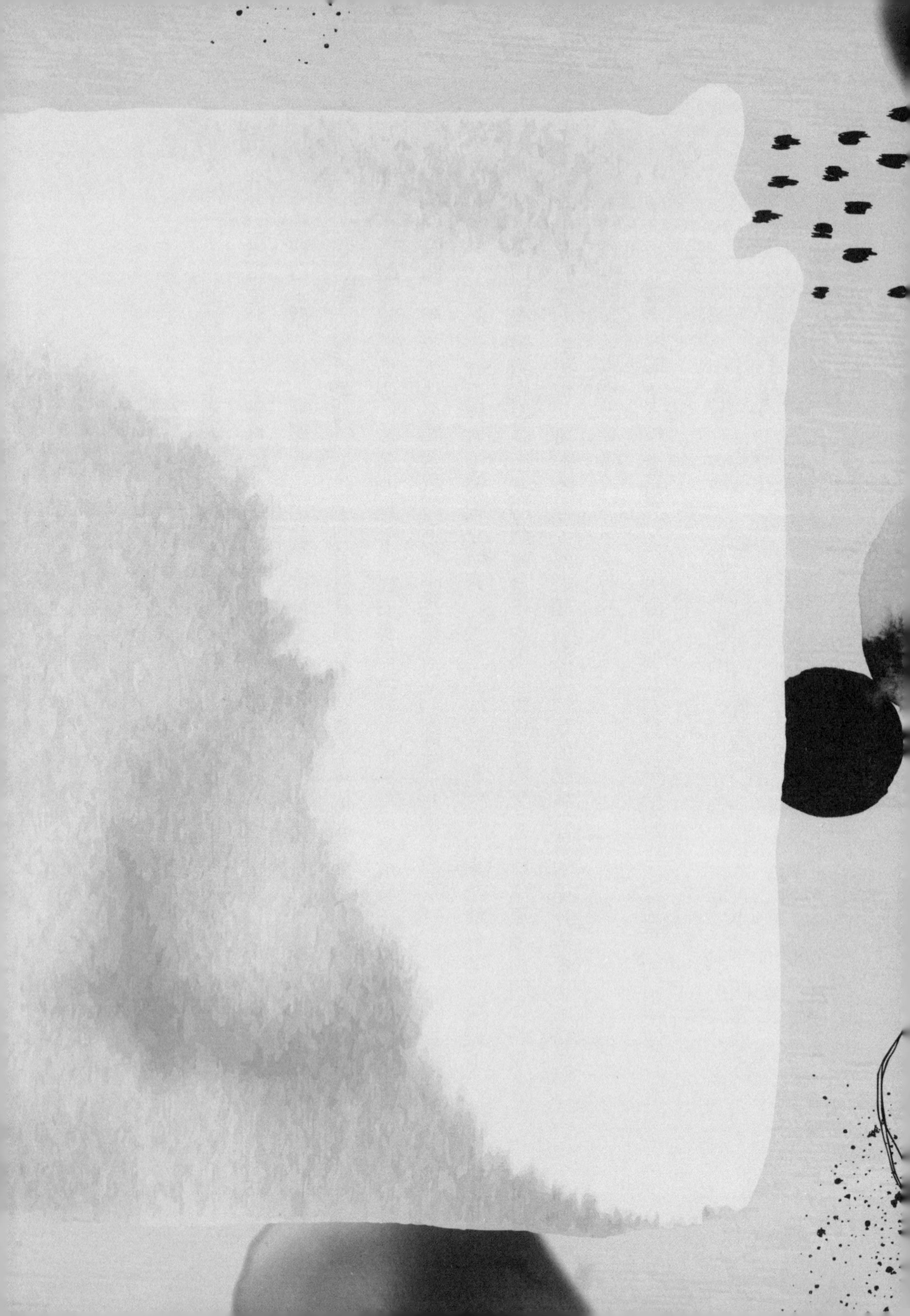

第一章

大醫精誠，多自大病歸來

我與中醫的緣分極其平實無華，沒什麼話題可供誇大：我不姓張，沒那個厚臉皮與仲景攀親帶故，既沒有祖傳御醫之類家學淵源，醫界學經歷也是三無（無博士學位、無海外留學背景、無專業頭銜），一切均是獨學私淑而來，從一本在網路上供人隨意免費下載，以大家都看得懂的正體中文寫作，於一千八百年前已經成書，百年前就公開獻出的活人聖經為起點，一路走來，展開我於公元二〇二四年已屆二十年的古經方中醫探索之旅。

1. 因病結醫緣，與醫聖仲景的相遇

不定時炸裂的膽結石腹痛，難道無藥可醫？

我時年二十五、六歲之際，與同齡年輕人相仿，每天超時工作，飲食起居不正常，面對熱愛權力霸凌的主管、上司也與大家一模一樣。時常感覺身體日益沉重，疲憊有增無減，心情很難放鬆，假日睡得再多也解不了疲倦感。坊間常聽的什麼多吃蔬菜、水果，少吃白米飯，少油、少鹽、少糖才健康，我也照做，一陣子下來真不覺得有什麼好處。坊間種種「養生菜單」、「排毒食材首選」等，我都試過，照樣沒吃出什麼感覺來。尤其是什麼綜合生力養精蔬果高纖鮮榨汁，有陣子每天我都來一大杯啊！坦白說，唯一的感覺就是：難喝！真難喝！

從在學到就業，不斷的積勞成疾，終於有一天，急劇的腹痛襲來。這種腹痛發作不定時，沒有明顯的前兆或誘發的原因，來得很急，大約在做痛的前一分鐘，腹部有一陣悶悶的感覺，隨即腸子像要被扯斷開來，真正腹痛乘著排山倒海之勢而至。我只能倒在床上，靜待他自己退去，沒有任何緩解的辦法。這種痛，對於向來自信很能忍耐的我，也實在超出限度。終於在一次發作下，進了急診室，打了嗎啡止痛，但取而代之的是另一種不舒服。公元二〇〇三年中，我終於承受不住身體不適而離職，想要完全的離開工作，弄清楚身體究竟出了什麼狀況。離職後看了腸胃科，確診為膽結石，同時被宣告了可能免不了需要開刀摘膽的命運。先是服藥，爾後也做了坊間盛傳的「排石療程」，死馬當活馬醫，無奈，都不見效。

初識中醫：一口中藥下肚，秒現轉機

離職休養期間，我拜訪了一位舊識。朋友見我氣色很差，就說：「反正你的身體爛透了，醫生看了，偏方吃了，腹痛也沒好轉的跡象，你就來陪我，跟著我的老師學中醫。老師給我們這群學生的中醫資料，我就『不小心』、『恰好』讓你給瞥見、讀一讀，看看裡頭會不會剛好有什麼辦法可以救一救你。」畢竟又是一次死馬當活馬醫的機會，我自是想好好把握。

我像一個看著一群幸福的學生坐在私塾裡聽著先生親炙講課，但是自己卻只能踮腳站在窗外偷聽隻字片語的小放牛一般，透過朋友，我開始讀了一些這位臺灣大學蔡璧名教授研究中醫的資料、筆記，甚至是論文。雖然一時不能全懂，但總算是真正開始對於中醫啟蒙了。

就在某個午後，腹痛又來了！

朋友見狀告訴我：「我的老師說，『芍藥甘草湯』對於不管什麼原因造成的各種腹痛，吃了都能有緩解的效果，要不要試試？」我在這腹痛來襲的幾秒前，沒時間多做他想，立馬挖了兩口科學中藥的芍藥甘草湯下肚，隨即找個能平躺的地方，靜待腹痛來肆虐。原本感覺又要開始扭扯的腸子卻安靜了下來，雖然不到完全不感疼痛，但絕對與之前全身無力直不起腰的強烈痛感經驗截然不同，更比嗎啡感受要好。縱使我知道這不是真的把膽結石給「治療」好了，但卻遠勝過西藥、止痛藥能夠產生的強大鎮痛威力，。我挺過這次的劇烈腹痛，而且不帶任何的副作用。

「中藥，生效的速度是以秒計算的。」不管你信不信，總之我是信了。中藥神威，比之西藥，高下立判。我本來也不是什麼中醫狂信者，也一度認為：只要能把我治好，中、西醫何必分得那麼清楚？但是有了這回的體驗，讓我鐵了心絕不再考慮西醫：我非得從《傷寒論》的中藥方裡頭，找到真正能夠治療我的膽結石的辦法為止！

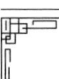

尋習散落民間兩千年的養生寶典

一路讀了《傷寒論》下來，體驗到照書中條文處理感冒是幾分鐘之間瞬殺完封，更讓我懷疑，過去感冒了就找西醫、吃西藥是所為何來。但是，如果觀照全書條文的邏輯論述，卻常感到文脈不順不調，就算加讀了其他古人的注疏，還是不能自我圓通，這是讓我最不滿意的地方。

之前只曉得歷史課本中的「張機，字仲景，東漢末年人，任長沙太守，著《傷寒雜病論》，世人尊為『醫聖』。」等語。但其實，這本《傷寒雜病論》後來因為戰亂而紛失。當重新出土，再次面世，已是宋代，而且斷章錯簡嚴重。經後人補補貼貼，被分拆成兩本書：《傷寒論》和《金匱要略》。原來，我一直讀的是後世剪接過的《傷寒論》，並不是《傷寒雜病論》原書。難怪，單一條文的說明是完整的，但是前後條文的語意卻往往不連貫。

見我滿頭問號，朋友告訴我：「其實還有一版，號稱是張家後人代代傳抄不世出，最接近完整版的《傷寒雜病論》，稱為《桂林古本》。只是很多德高望重的中醫界人士認為這是假貨，不肯研究。」但我本來就不是「中醫界人士」，才不在乎這類「正統」問題。我立即上網搜尋，把「中醫整合研究小組」已經精心整理，放上網路供人免費下載的桂林古本《傷寒雜病論》電子檔案抓下，印出來看。

就是他！

快速看過一輪，我馬上認定，這就是我想看的《傷寒雜病論》！從診斷、自然與身體的影響、疾病機轉概述、傷寒治療法、雜病治療法，不但從理論到應用垂直整合，而且方劑的使用辦法與對疾病的理解，通本邏輯完全一致，沒有任何的模糊。其推演過程清楚、合理，能將問題、理論按照自己的邏輯推演，自己可以證明自己並非矛盾或錯誤，也就是說：具有高度的自洽性（Self-consistent）！內容論述遵循自洽性並建立在客觀基礎上，真可說是學理之中最完美的表現。至於那些對桂林古本存疑的說法，就交給考據方面的專家學者去傷腦筋了。讀書本是為了求知、求真，現有善本當前，我還不立馬熟讀？

自解《傷寒雜病論》一：與高人的初次對話

原先，我只想找到一個自認為的「完美版本」來澈底學習《傷寒雜病論》，救救我的膽結石，而非透過一本已經被拆解、錯置後的《傷寒論》。但是萬萬沒想到，我卻因此踏上了一條可以說是非常少人走的路，從一個與絕大多數人完全不同的邏輯來認識《傷寒雜病論》。

舉例來說：

〈6.14〉

太陽病，頭痛，發熱，汗出，惡風，桂枝湯主之。

【桂枝湯方】桂枝三兩（去皮） 芍藥三兩 甘草二兩（炙） 生薑三兩（切）

大棗十二枚（劈）

〈6.15〉

太陽病，項背強几几，及汗出、惡風者，桂枝加葛根湯主之。

【桂枝加葛根湯方】桂枝二兩（去皮） 甘草二兩（炙） 生薑三兩（切） 大棗十二枚（劈） 葛根四兩 芍藥二兩

比較兩則條文：〈6.15〉多了一句「項背強几几（頸部、背後感覺僵直）」，兩首方劑的組成差了一味「葛根」。把兩項條文當成未知方程式，聯立求解，兩式相減，求得「葛根」治療「項背強几几」的結論。接著，再參考葛根的生態特質是什麼。

葛根為豆科植物「葛」的根，能在山地較貧瘠的土壤生長。葛的藤莖善攀爬，能在林間蔓延生長，上下交錯縱橫十幾米，常常是見藤不見根。中文有個詞叫「糾葛」，日文也有「葛藤」一詞，同樣用這藤莖的攀爬、纏繞形容事情的複雜糾結。

在《神農本草經》裡面，對於葛根的描述則是：

主消渴，身大熱，嘔吐，諸痺，起陰氣，解諸毒。

這麼能蔓延的藤若是沒了養分將變得乾硬，葛根能把大量的養分送入藤中，就是「起陰氣」，藤才能柔軟。「強」本意是硬，「几」本意是長木，若是後頸連通背部這一條人體最長的經絡失去養分，僵硬得像根長木條，葛根的能量同樣能幫你恢復原本的柔韌與潤澤。葛根可以透過本身與這種組織的相似性，藉由吃到體內而產生影響，這就是葛根的「療效」。中國與日本早在一千六百年前還有服食精製葛根而成「葛粉」的記載，是歷史悠久的食品。

我說這叫「以形補形」，有人嘲笑這很不「科學」。根據仲景《傷寒雜病論》序的說法：「夫天布五行，以運萬類，人稟五常，以有五臟，經絡腑俞，陰陽會通，玄冥幽微，變化難極。」由此可知，「以形補形」就是依照陰陽五行學說而來。中醫的理論本於陰陽五行，而陰陽五行是一套基於整體觀（Holism）哲學來類比與歸納世間萬物的科學知識系統。以形補形就是我們常說的「吃什麼補什麼」。具有同樣功能的物體，往往在外觀或生長形態與人體的局部相仿，藉由將其吃進體內來調節生理功能，便稱為「以形補形」。如此處的葛根為例，吃進形態、功能具有高度相似的物體來調整生理機能，就叫「吃藥」。所以，吃藥的重點不在化學分子或營養成分，中藥吃的是物以類聚的「物性」，也就是：在自然界能夠自然產生、穩定存在的各種物質，其所持有的普遍性特質。我們還可以透過研究物體的取用部位、炮製加工等，來調整其特質能對於人體產生的效用。中藥，吃的是能構成該種物體的生命能量，也就是「氣」。

我再換個方法說明：我親自聽過臺灣清華大學的張翔教授*解說由他首創的「分形連續體混沌波動論」（Chaotic wave theory of fractal continuum），以我的理解，這麼一項很「自然科學」的理論，能夠適切的說明中醫如何用陰陽五行進行架構，以及為何能產生療效。所謂「以形補形」的古典說法，我們可以用數學的分形（Fractal），也就是「一個粗糙或零碎的幾何形狀，可以分成數個部分，且每一部分都（至少近似地）是整體縮小後的形狀。」來說明，轉換為現代表述。我稱之為：相同物種，甚至跨物種，以至於物體與現象間，都可找出形態上甚至功能上的自相似（Self-similarity）性。世間的事物、現象可以高度概括成五套系統，也就是「木、火、土、金、水」，合稱「五行」。五套系統涵括了全身上下的組織與功能，也包含自然環境中的萬物與現象。像血管、神經、淋巴，這種「彼此的外形或功能有高度相似」的身體組織，就能「物以類聚」，一同歸類與研究。

現代研究中醫藥幾乎不用這套思維了，但我的理路恰好是很古典的，合於《黃帝內經》（以下簡稱《內經》）對陰陽五行的描述與邏輯。研究經典，就是要直接讀經，拐彎抹角反而失真。先就葛根於《神農本草經》裡的描述，對照《傷寒雜病論》中的用法，再參照植物的所屬科目與生長特徵，對每一藥味逐一仿作，我開始一一弄懂了藥材的物性。一種物性能夠啟動身體某幾項特定的功能變化，或亢進，或抑減，而且這種組合在彼此間無一重覆。物性之間串聯，還能整合成一套更複雜的綜效，幫助人體逆轉各種不正常的功能狀態，如前述的桂枝加葛根湯。

基於《傷寒雜病論》的高度自洽性，我有足夠的信心可以確認：只要是同樣的藥材，無論是應用在哪一篇章節，組合在哪一首藥方，該藥材都會產生一致的作用。光是這點，對照於我看到許多其他古人所寫《傷寒論》的注疏的經驗，就已經有極大的區別了：我認為，之所以我看不懂注疏，就是因為同樣一味藥材在不同方子裡的說明效果常有出入，甚至牴觸，有的更是硬湊強搭，十足的黑話。各處的邏輯不一致，只能靠浪費讀書人「博學多聞」的能力來死記，其實根本不成系統，而這恰恰是我最不能接受的。

從描述身體不舒服狀況的「證」，到與「藥」的物性對應，再由數種藥材所組成的「方劑」的綜效，回推「身體出了什麼狀況時，會發生什麼樣的不適；若適度調節幾項身體原有的機能，就可以恢復正常。」整個醫藥的「理」、「法」就像一個大圓，不停的周而復始，卻又能在環繞的過程之中連通到其他未知的區域，讓我能「藉既知得未知，依有窮應無窮」。

＊ 張翔教授，專長物理、數學、核工等西方自然科學的學術領域。
(http://www.ee.nthu.edu.tw/schang/)

自解《傷寒雜病論》二：一法通，萬法通

陸游的詩云：「紙上得來終覺淺，絕知此事要躬行。」仲景在《傷寒雜病論》也提到：「言巧似是，其理實違。」（〈傷寒例第四．三．三四〉），而我說，事實為大。文章人人會做，真能把人治好才算數。重點來了：我的膽結石造成的腹痛，有待我親身來實驗。

靠著這套讀解法，我先順利拆解出這三大問題點：

一、怎麼生成膽結石？

二、怎麼逆轉膽結石？

三、怎麼啟動身體的逆轉機制？

我從《傷寒雜病論》中找出了合理解釋的藥方，只吃了一次藥，我就從膽結石引起的劇烈腹痛之中立刻復元，並非是芍藥甘草湯那樣的輕減而已，也不是一

般誤認為的「中藥只能慢慢調身體，緩不濟急」，而是立馬見效。我的實驗，宣告成功。

這首藥方就明文刊載於《傷寒雜病論》裡，原方照用，沒有任何的加減藥味。當然，條文上也並非直白寫著「這首方可以治好膽結石」。佛家曰：「見諸相非相，即見如來」。《傷寒雜病論》的條文中常可見到：幾種不同的病況能用一樣的藥方治療。見似不同的病證有可能高度概括出同樣的身體機能問題；而能調理特定機能的藥方，自然就可治療證狀不同的疾病。反之，同樣的一種病況，很少有超過一首的藥方來處理，通常都是「唯一解」，這是因為：確定身體需要調節的機能後，能以最快速、高效啟動該項機能的辦法，就是透過操作固定的幾種功能開關而已，所以，「唯一解」通常就是「最佳解」。後世的中藥方會變得這麼複雜，我認為：在仲景以後才推出的多數藥方其實不能很準確的觸發所有應該啟動的功能，病人若在不完全治療下馬馬虎虎的覺得不痛了，也就沒人深究了。這類「不完全啟動」的方子，時效，時不效，效也不知為何，不效也不知為何。一首本來在《傷寒雜病論》高度概括出能解數種病證的方劑，後來常被「劣化替代」成十數首馬馬虎虎的藥方，還美其名為「幫仲景寫補丁」，實則把後人學習仲景方苟且的劣行合理化，造成中醫藥的「術」越來越龐雜，「道」、「理」卻越來越模糊，像我這樣追求將中醫原理以「一句白話就說得清楚通透」的人，越來越少。《傷寒雜病論》成書一千八百年後，竟變成華人文化圈不能完全認同的「偽科學」、「不科學」，甚至爭相消滅這門養活自己老祖宗的高度科學。我透過自身體驗而更加確信：現代人認為「必須開刀」、「只能控制」、「要長期調養而不能治癒」的許多疾病，在《傷寒雜病論》的方劑中，應該都有機會找到完美的解答！

我的膽結石迄今二十年來從不再犯，我多年來一直都是個胖子，每餐高油、高鹽，最愛炸雞、炸薯片，幾乎每晚小酌，酒量還不錯，大啖紅肉又不吃葉菜、水果，不喝白開水，各種西醫眼中最好發膽結石的飲食都是我的日常，但我仍然肝膽相照，五臟俱全，天天心安，有人說我這只是特例個案，我說這叫一葉一如來。不碎石，不割膽，不排毒，不用一般所謂的「消石」藥材，更不是只憑「放著讓他自己好」。這套思維應用在我其他的疾病，更應用在貓、狗、鳥、兔、花、樹、草身上，一樣管用。貓的後肢癱瘓無力，我打開冰箱只取一樣食材，兩天就完全治癒。一般人的神蹟是我信手拈來的家常，這不必十幾年寒窗苦讀，只因我站在巨人的肩上。我還拿這套思維，應用《傷寒雜病論》裡的論述，給孩子的媽坐月子、煮月子餐。媽媽讓孩子從胎位橫位加上前置胎盤的狀況下，就算破水了照樣大逆轉至正常胎位而且胎盤上升，自然順產，不必剖肚，更在育兒過程天天都好用。只憑「常識」，沒有「師承門派」的包袱，或許更能穿透盲點，為當今中西醫思維下所認為不能處理的問題找出最佳解答。不讀有機化學、生物解剖，不看分子結構、藥物動力，讀得了高中程度的國文，認識國中程度的物理、化學、地球科學、生物等基礎常識，夠了。如果會做點菜，再懂一些日文，更好。

仲景《傷寒雜病論》序文提出：「留神醫藥，精究方術，上以療君親之疾，下以救貧賤之厄，中以保身長全，以養其生。」學醫，本就是「通識」，人人都要學！就像文天祥詩云「天地有正氣，雜然賦流形」一般，我用這套「合於事實與常識」的原則，認識陰陽五行，重新以白話說開了我所認識的中醫。多年來，我將我的中醫讀書心得四處宣講，在網路分享。跟著這麼理解的有緣朋友們，也都很快看懂了《傷寒雜病論》的寫作邏輯，甚至還能把《內經》讀出趣味來，培養出了一套能夠自我學習、自我成長、自我進化的「紫林式」的中醫思維，也就是我所謂的「紫林中醫」。

我的背景三無，當然更不可能臨床行醫，不過，也只有三無讓我倍受批判。但，那又如何？至今仍然沒有任何科學證據可證偽我的所有個人研究心得，更別說來自全球兩岸三地五大洲無計其數的朋友，藉由自動自發的實踐太極米漿粥而改善生活。因為我說，事實為大，真相當然是任何人逞強抵抗、否定不了的。仲景教誨學醫旨在「保身長全，以養其生」，這是我的原點，我也一直奉行。我發表我的讀書心得以及親身實踐體驗，這是我的天賦人權，也從未強迫任何人要聽信、照做。願意嘗試的朋友，重拾了健康，也是因為自己的福分，以及尚能保持認清真相與事實的一顆明白的心而已。

古代一天不是七十二小時，張仲景也不靠長壽來證明什麼。我認為，中醫藥，甚至應該說，東方古典的知識系統，其學習與研究成果的完備，不是什麼來自外星的超文明，更不是如西方醫學所認為，需要來自「線性」的積累，而是大跨步、跳躍式的一步到位。體悟天地正道，自能見微知著。他不是現代流行的「大數據分析」，而是得見如來的真知、真智慧。《莊子》說：「若夫乘天地之正，而御六氣之辯。」世間的專家越來越多，分科越來越細，但人類的困難與病痛卻更是持續倍增。我們唯有抓緊了天地之間那個「對」的道理，當我們面對疾病的千變萬化，只要依循正道，自然就可以讓我們善於剖析與應對，免於無知的恐懼，保身長全之餘，更能自求得一份心安。

願各位有緣的朋友，身心健康。

2. 禁得起時代考驗的本源養生法——吃白米固胃氣

我讀《傷寒雜病論》所認識到在日常調理身體時也很重要的一個觀念就是：「胃氣」。

我在拆解藥方後發現，幾味常見的藥材，如：甘草、生薑、大棗，主要功能都在調理胃氣。不只是處理腸胃問題，就連治感冒，甚至婦科問題，也都緊緊扣住這個環節。人體的機能多樣而複雜，如我前述所提：扳動一項生理功能就會觸發數種身體機轉的變動。吃冰下到胃裡會引發頭痛，同理，也會造成婦科或呼吸道喘咳等問題。膽結石的處理，正是透過調理胃氣來著手。若把膽結石的問題局限在肝、膽的機能裡頭設想，見樹不見林，自然只能做出「把膽割掉」的結論，甚至被認為是「不可能靠中藥即時處理膽結石發作」。我手中輕而易舉能反覆驗證的事實，因此成了你眼中「沒有科學根據」的黑科技。

調理胃氣對全身各種問題都有很好的幫助，就如前述的「分形連續體混沌波動論」，我所認識的中醫理論中，胃氣能雙向調節全身各系統的波動。有朋友對我說過，他入院的時候，原本手腳還算溫熱，但是點滴的藥物一打進來，他立刻手腳冰涼。這是無論什麼藥物代謝動力、有效治療濃度都不能解釋的反應。以分子尺度來進行醫藥的研究，並不能滿足我們對於現實變化的客觀觀察。反而像是《傷寒雜病論》之中對於藥力生效速度所描述的「下咽即愈」（〈辨厥陰病脈證並治．一一．一〇八〉），若是用波動的特質來理解，更合乎對於現象的觀察，也更合乎我的實際體驗。

這套觀點別說西醫很難接受，坊間多數中醫可能也不認同。正如我前面所說，我自己讀解《傷寒雜病論》的模式與邏輯，與絕大部分中西醫的「正統」理解角度不同，卻又與一般日常生活中的體驗、常識，更最重要的，是與陰陽五行理論若合符節。若被問及：「這套你自創的『紫林中醫』思維，與其他人的見解之間有何不同?」我會回答：「『紫林中醫』的內容不止本於事實，符合常識，更能融入家常。」如此而已。

「藥食同源」是中華傳統文化固有的重要觀念，食材與藥材的分界一向如此模糊，甚至本為一體。除了一部分偏性強，需要精準的操作才適合使用的藥材，否則在符合常識的使用條件下，多半不容易產生立即致命的後果。不經「濃縮」、「粹取」，也不以口鼻之外的方式攝取，更不要天天吃、大量吃，在家常中都可稱得上是足夠安全。「是藥三分毒」的觀念完全與「藥食同源」牴觸。就算有人刻意過量攝取白米飯而把腸胃撐壞，也不足以因此把「飯」定義成有毒性的食材，因為這種使用狀況完全就是「非常識」、「非常態」，無需顧慮。

甘草、生薑、大棗等調理胃氣的重要藥材，同樣也是廚房灶頭上貨真價實的食材。這也是我在研究《傷寒雜病論》之後得到的一個重要的感想：「化家常」。真正完善的道理，必須要能夠在家常中適切的融入，平易的表述。廚房灶頭的糖米油鹽，都是養生必需，更是應急良藥。我認為：如果老天爺需要我們去攝取那些非經「濃縮」、「粹取」才能吃得足夠的營養，我們的牙齒和胃肯定不是長成現在這個模樣。老天爺要鳥會飛，所以給牠翅膀；老天爺要嬰兒專心喝母奶，所以他們沒有牙，不需要他們在沒牙的時候吃「得靠機器先打得稀巴爛」才能吞下肚的任何其他食物。等孩子長出更多牙，自然能吃下更多、更複雜的食物。當牙夠多到可以咬碎極複雜的食物時，咬了媽媽的乳頭，媽媽感到疼痛，自然就會知道是時候該離乳了。

我們常說「當飯吃」，家常必備的白米，正是擁有超過兩千年歷史，全球公認能「當飯吃」的主食之一。白米，不該被貶抑為只能填飽肚子的粗鄙食物，或是被以偏概全為澱粉質、碳水化合物等，抹黑成只讓人發胖的可憎東西。精白米做為一千八百年來中華文化飲食生活的主角，正是昭告我們：白米，是如何的受到仲景的重用，穿梭於《傷寒雜病論》的多首方劑、解證條文之間，既能救人於傾危，又能養身於日常，展現出白米所深藏其中，卻又將平淡顯現於外的偉大力量。

3. 在養生之前——檢視身體是否健康的八大指標

一、手腳心經常保持溫熱。不冰冷，也不高溫燥熱。臉部的溫度低於四肢。

二、每日早起後、早餐前能大便一次，整條結實成形，沉水不化，顏色為深褐色或咖啡色。寬度約有自己的二指寬以上，長度最少有自己身高的十分之一以上。如果早起後沒有便意，可以先喝一大杯熱熱的太極米漿粥輔助。

三、小便的顏色亮黃透明，每日平均約有八至十次。剛排出時無氣味，尿液入水後少有起泡或是不起泡。

四、口中常保持唾液微潤的感覺。舌頭本體為亮淡紅色，舌面潤澤，無齒痕，最好無苔，只有一層透明光亮的薄液。

五、一起床就精神好，心情穩定。就寢後約十分鐘以內就能沉睡，睡眠過程安穩，作夢醒後沒有印象，不夜尿，約六小時就能睡飽。

六、出汗時，全身均勻微量出汗。全身皮膚沒有特別乾燥、粗糙、乾裂的部位。

七、指甲光面無痕，質堅有韌性，紅潤透明，十指的根部都有白色半月痕。半月痕的大小代表由脾胃通往該經絡的水精充足程度。

八、胃氣三力常在：容得下、化得消、睡得沉。

第二章

保身長全，胃氣很重要

1. 什麼是胃？什麼是胃氣？

以《內經》的生理觀點看胃氣

人體原本的確有一套自力維持平衡的機制。但是當明確感覺到不適時，就表示僅依靠原有的機制已經不能恢復，我們必須尋求更有力的輔助來對應，也就是說，絕對不會有「放著等他自己好起來」這回事，所以仲景有言：「時氣不和，便當早言，尋其邪由，及在腠理，以時治之，罕有不愈者。患人忍之，數日乃說，邪氣入臟，則難為制。」即時進行正確的治療與調理，非常重要。

《傷寒雜病論》序文：「夫天布五行，以運萬類；人稟五常，以有五臟。」如我前述，身體可依五行來歸納成五個系統，即是：肝、心、脾、肺、腎，彼此緊密合作。《內經》提到：「脾者，土也。治中央，常以四時長四臟。」其中，脾系統的特質類比為土：可能堅若磐石，又或細如散沙；在高度涵養養分時，則質地黏稠而色褐黑。土能承接雨水，甚至天打雷劈，還能滋長萬物。廢棄物經過土的掩埋能轉成無害，甚至化消為養分。大量隆起的土則稱作山，可以把養分或濃縮的能量深埋在層層岩盤下。脾在概念上位於身體中央，剩餘四臟則分居四個方位，依照四季節律，由脾個別進行雙向調節的動態平衡。中醫所稱的「脾」是系統總稱的概念，最核心的「臟」即是「脾」，次一級為「腑」，就是「胃」。更次級的組織則是架構我們身體的「肌肉」，像是全身表層遍布的「骨骼肌」與構成內臟的「平滑肌」等。因此脾胃在日常飲食之中就能「進補」，也就是回填日常活動消耗的能量與養分。《內經》說：「胃為倉廩之官，五味出焉。」天然、新鮮的好食物，有香、有味，進入胃中，可以根據不同的氣、味對個別內臟系統產生親和效果，再進一步補養其餘四臟的虛勞。

大家常看到單純的五行系統的概念是：

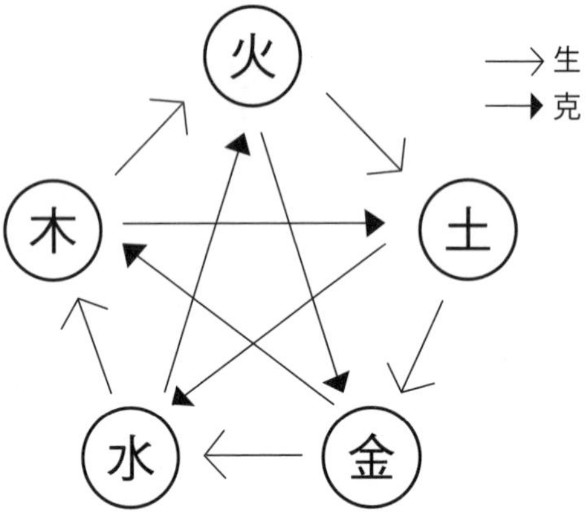

考量到實際相對位置的關係後，
我們身體內實際的五臟系統可能更像是：

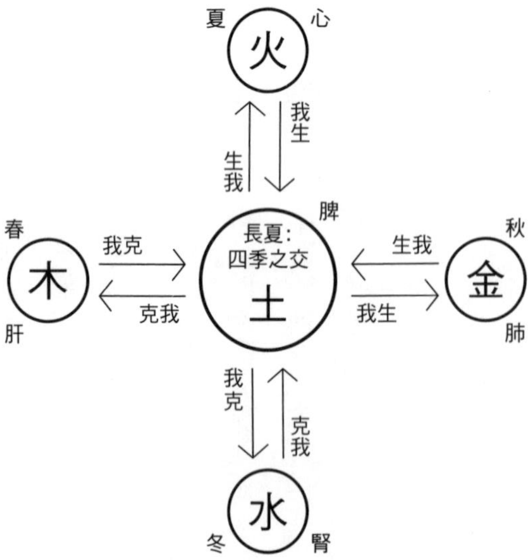

以中醫的概念來看，人體的代謝除了以心臟為動力，還加上藉由「波動」的形式來進行多種不同模式的、雙向的調節，交互作用產生出各種循環機制。在這麼多樣化且複雜的生理波動變化中，即是以「胃」來統籌並且調和所有的生理功能，這包括養分向外輸送，也包括將廢棄物回收後排出體外。

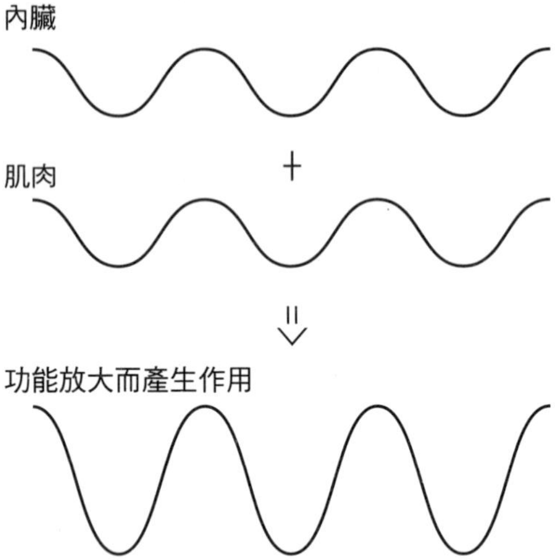

不同部位的內臟功能、肌肉以相同頻率相結合收縮波動，產生「共振」，許多小出力合作增幅成大功率。像是：排尿、搬重物、血液或淋巴的代謝循環、在火場中搬出金庫的神力……等。

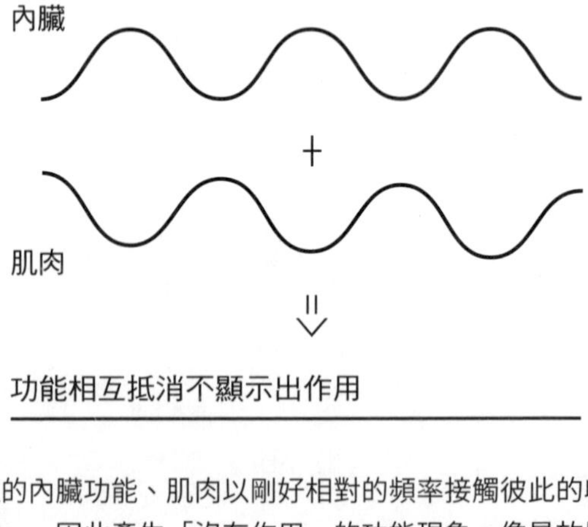

不同部位的內臟功能、肌肉以剛好相對的頻率接觸彼此的收縮波動，形成「駐波」，因此產生「沒有作用」的功能現象。像是放鬆、沈靜、休息、睡眠、不思考、喜悅……等。

就像《內經》所言，胃是「水穀之海」，承裝可供應全身的養分，同樣的，身體的各種廢棄物也會透過胃倒抽回收、集中的力道，再度由四肢末端回送往軀體中央的位置匯集，而後啟動往下排除的後續動作。《內經》在談到「胃」以及胃的功能「胃氣」時，並不是在談論單一內臟組織的胃而已，而是同時包含：

一、內臟組織結構上能看到的胃

二、胃的消化功能

三、以胃為主所直接引導的其他身體功能

胃位於「中」央，因此，《傷寒雜病論》便以「建中」、「理中」的論述來貫穿全本條文。所謂的「中」指的是以脾胃為主，加上位在這個體腔區塊的空腔，即是中醫所謂「三焦」的「中焦」，並包含各種組織，甚至是心臟。透過「中」的概念，來串連各個具有高度關聯的生理作用，成為一個跨越個別內臟、功能的系統化理論。

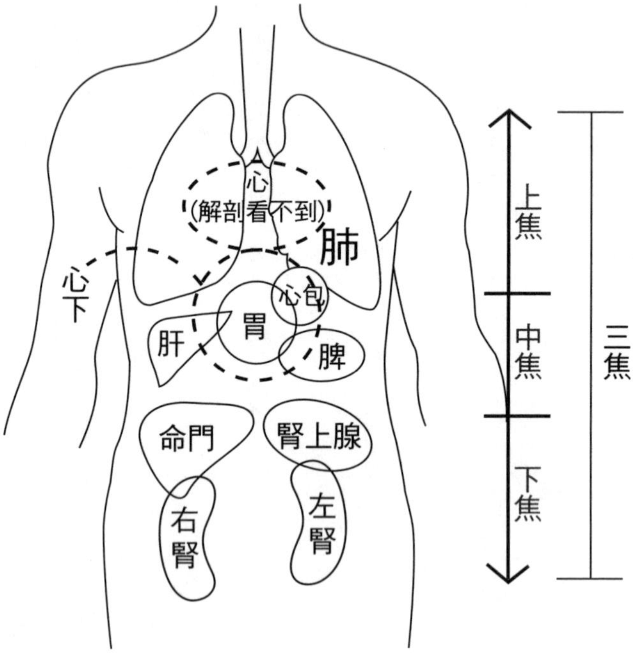

「三焦」是中醫特有的對身體的認知概念之一。
同樣的，「心下」也是。

《內經》提到：「五臟四時之脈，皆以胃氣為本。概五臟之氣，生於胃；而胃腑之氣，生於水穀也。」又說：「平人受穀以生，故平人之藏氣秉於胃。胃者，即平人之藏氣也。」以及「五臟之脈，滋生於胃。胃為中土，氣通四旁。」在在說明全身臟器皆以胃氣為本。所以我說，胃氣是掌握平時養生、病時療疾的終極關鍵。在我們的日常飲食中，每一口飲食都能影響胃氣，而胃氣又能夠通達全身，與脾結合，涵養全身內外表裡的功能與結構，是身體化氣、生血的根本活水源頭。任何好壞食物，就算只吃一點點，也會很有關係。

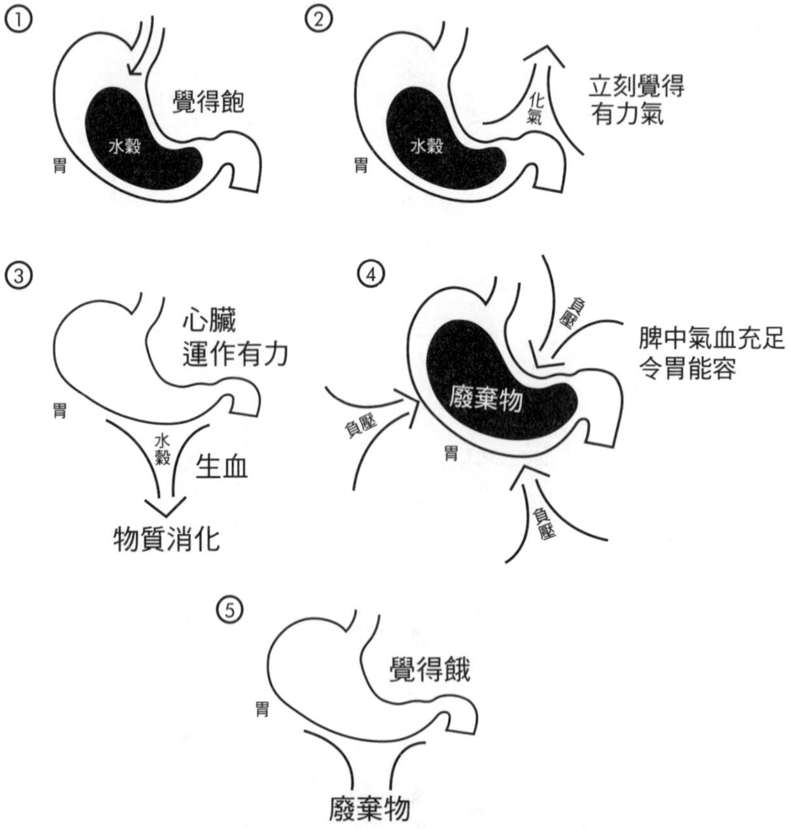

胃氣的作用大致上可以分成五個行程。不妨想像成這是一具擁有五個運行流程的轉子引擎。

《內經》記載：「毒藥攻邪，五穀為養，五果為助，五畜為益，五菜為充，氣味合而服之，以補精益氣。此五者，有辛酸甘苦鹹，各有所利，或散或收，或緩或急，或堅或耎，四時五藏，病隨五味所宜也。」也就是說，穀類最能養足人體，唯有穀類可為主食，最為重要，需要大量攝取；蔬菜、水果僅是輔助，少少點綴即可；家畜、家禽的肉類對身體的功能與結構有明顯的增益，適合常吃、多吃。若是錯置比例，如「蔬果五七九」、「不吃主食」，雖然一時半刻還不見得喪命，但依《內經》的觀點，人體功能必定因此失常，百病叢生。

營養學或現代醫學對疾病的論述，往往強調人體因攝取某一種營養素過量或不足而導致疾病。當然，特定的營養成分與身體的特定功能之間的確有某種程度的相關。但是我們也曉得，假使把物質劃分到極限，也就是所謂的碳、氫、氧、氮等原子尺度以下時，便失去了我所謂物性的特質，人體的感官無法輕易區辨。缺乏五味引導，人體無法將其妥善的代謝與利用，健康就會出問題。只要研究尺度出錯，結論一定會有偏差，不切實際。

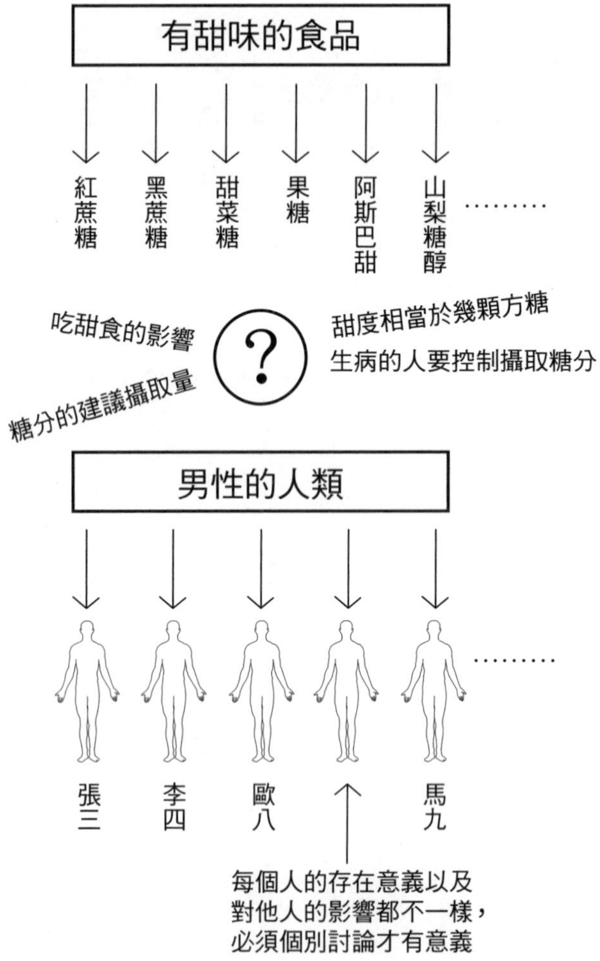

除了都具有甜味與相似的分子式結構，由其他的成分所構成的特徵也一樣重要。這些特徵決定了：不同的糖吃進胃裡之後會對身體有什麼不同的影響。

只要我們以胃氣為本，對外能治療入侵的風寒感冒，對內能調理內臟的功能與結構，平時則能加強營養的吸收與代謝的調理。這是因為我們的身體被設計成：藉由脾胃系統調控我們全身上下裡外的肌肉組織，並能進而達成氣血調和。若想善養脾胃，唯一正解就是每天多吃以白米為首的五穀主食。

《傷寒雜病論》關於胃與胃氣的描述

《傷寒雜病論》裡頭有許多與胃氣相關的描述。我在此選出幾則進行簡單的解讀，供各位朋友能有初步的了解。但還是容我在此提醒一聲：本節是單純就古籍經典進行學術上的研究與心得分享，不能代替正式的診斷，更不可以貿然自行抓藥來服，以免自誤。

其一：

趺陽脈浮，浮則為虛，浮虛相搏，故令氣䭇，言胃氣虛竭也。此為醫咎，責虛取實，守空迫血。脈滑則為噦，脈浮、鼻中燥者，必衄也。（〈平脈法第二．二．三四〉）

「趺陽脈」是漢代古經方的脈法，在腳背上取脈，以了解胃氣是否健全。若是胃氣虛竭，人就會出現喉頭堵住的感覺（即「䭇」，音同「噎」），這個問題正是因為醫生把病家的胃氣耗盡所致。《傷寒雜病論》提到，人體的功能與主觀感受之間，有其常規的邏輯可循。書中甚至告訴你：這是因為被醫生下錯藥之後胃氣虛竭才造成的問題，並不是會自然發生的病況。

如果病家的胃裡有食物，則會因為胃氣耗盡而無法化消、代謝，病家就會想把這些食物給嘔出來。如果病家的胃裡頭缺乏津、血的問題嚴重，入不敷出，而鼻腔裡頭又乾燥的時候，病家就一定會流鼻血。有的人，特別是孩童，常常會有不明原因自己流鼻血的狀況，除了關心鼻腔裡微血管的問題之外，可能我們更需要留意病家的胃氣是否有類似這樣的問題發生。

像我小時候，身形乾瘦，食量很少，常常一吃東西就吐，也很常動不動就流鼻血，特別是在開了空調或空氣乾燥的環境裡，其實這是西藥導致的胃氣虛損。但家人認為我這是「火氣大」、「體質燥熱」，常給我吃一堆「退火」、「涼補」的東西，像綠豆湯、仙草，重傷胃氣，身體的代謝機能變得虛弱，影響心臟，嚴重虛寒導致體重直線上升。一直到我開始自學中醫後，才認清問題的嚴重性，以及當年究竟是犯下了什麼樣的錯誤，嘗試自力想方設法慢慢補救回來。我一面摸索解決問題的方案，一面感嘆：當年我的身邊沒有人懂這些啊！「退火」、「涼補」是坊間流行的說法，大家人云亦云，只憑對「寒熱」、「虛實」等中醫術語的一知半解，妄下論斷，亂吃亂補。殊不知多數人其實根本沒那麼多「火」可退，所謂「降火氣」的辦法，結果多在傷胃氣。孩子小時候怎麼吃、怎麼調養，將嚴重影響他往後一輩子體質的變化。有很多問題，例如近視，更是成人後難以挽救。在此我還是要奉勸各位有緣朋友一句：為人父母者，千萬要把中醫給學好！以免父母自己有氣喘，長大後雖然成了名醫，還是養出有氣喘的小孩，甚至成天教人錯養小孩。萬一孩子將來不湊巧學了中醫，發現自己的氣喘病因不是遺傳，不是塵蟎，而是自己的名醫爸媽根本不懂養小孩，真是情何以堪！

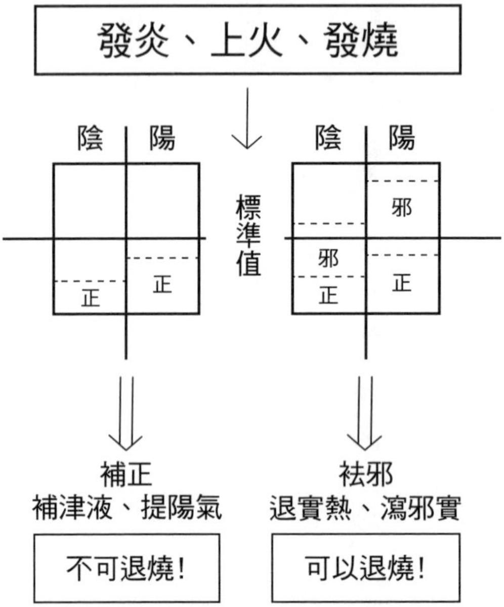

陰陽不調和可能會引起發熱、上火的現象。
在不對的時機退火，會讓人致病！

其二：

太陽病，發汗後，大汗出，胃中乾，煩躁不得眠，欲得飲水，少少與之，令胃氣和則愈。若脈浮，小便不利，微熱，消渴者，五苓散主之。（〈辨太陽病脈證並治中・七・四二〉）

胃氣「和」，也就是能按照節律升降，是很重要的事。胃氣若和，一是有足夠的津液產生身體的功能，二是胃裡頭的飲食得以「緩降」。仲景認為，胃氣能升也能降，在頸部側邊與腳背上可以分別了解胃氣升降的狀態。正常來說，腳背上的趺陽脈的強度應比頸側的人迎脈來得小，表示胃氣下降的力道要較為平緩，所以我稱為緩降。流大汗導致胃中津液不足，胃氣不和，可能導致思緒浮動而不能入睡、很想喝水。一般來說，只要我們喝一點很熱的開水，就能止住胃氣不和的狀況。有時候會出現怎麼喝水也不能解渴，也就是「消渴」的問題，這是因為問題已經變得較嚴重，超出熱水可以處理的範圍，所以我們要動用更積極有效的辦法來處理。特別是在孩子身上，常看到病家有胡言亂語、囈語不清，甚至幻視等狀況，這類在《傷寒雜病論》所謂的「讝語」並不是什麼「中邪」或被「沖煞到」，都是胃氣不和所致，屬於醫學上的問題。只要胃氣能和，讓消化道裡堵塞住的食物或糞石排掉就沒事了。

其三：

陽明病，脇下鞕滿，不大便而嘔，舌上白苔者，可與小柴胡湯，上焦得通，津液得下，胃氣因和，身濈然汗出而解也。（〈辨陽明病脈證並治．九．五四〉）

太陰病，脈弱，其人續自便利，設當行大黃、芍藥者，宜減之，以其人胃氣弱，易動故也。（〈辨太陰病脈證並治．一〇．一八〉）

胃氣不和，病家會嘔吐。但如果下降力道過猛，反而造成腹瀉。如何曉得此人的胃氣偏弱呢？病家可能經常出現腹瀉、大便帶水氣多而不成形的情況。一有緊張等情緒變化，或遇出國等環境改變時，甚至是多吃了點食物，便容易腹瀉。此時，性質寒涼的食材或藥材，像大黃，或能讓胃的津液大幅增加的食材與藥材，如芍藥，便要慎用。話說回來，水果、蔬菜況且要慎選、少吃，若手腳心經常不能溫暖，更沒有本錢吃冰、喝冷飲。要知道：冷飲、冰品能重傷胃氣，仲景評論這是「始時尚微，年盛不覺。陽衰之後，榮衛相干」（〈辨咳嗽水飲黃汗歷節病脈證並治．一四．五九〉），特別是年紀大了，或有一朝陽氣衰退，久年積累將一次爆發。身體默默承當，可別食髓知味，變本加厲而囂張起來。一切不是不報，時候未到而已。

其四：

問曰：何緣得陽明病？答曰：太陽病若發汗，若下，若利小便，此亡津液，胃中乾燥，因轉屬陽明，不更衣，內實，大便難者，此名陽明也。（〈辨陽明病脈證並治．九．三〉）

身體抵抗外感時，防護力分為六層，陽面、陰面各有三層。陽面主要能加強排除致病因素，所以發燒的情況只在前三層陽面出現。陰面主要守護內臟收藏養分的功能，不但對排除疾病的能力較弱，而且因為陰面的三個層次都關係到身體內臟的核心功能，一旦失守，「難治」、「不治」、「死」的可能性也會大幅增加。

陽面的最外層稱為「太陽」，是人體抵抗疾病的主力。《傷寒雜病論》定義，太陽與人體的足太陽膀胱經相關聯，而足太陽膀胱經又與足少陰腎經形成表裡陰陽成對。我們在處理外感時，希望在最外層、陽氣最強的太陽經就能解決。這就是我們紫林中醫所謂「決戰太陽經」的概念。發燒是人體排除病邪的機轉反應，正確的處理法是「加強人體發燒的能力」來協助排除病邪，若是錯誤退燒，反而把病邪向內拉入陰面，將提高致死的風險。所以，發燒、發炎並不可怕，值得令人害怕的應該是退燒、消炎的手段。

在太陽這層對抗疾病的時候，若人體陽氣不足，或遭到誤治，邪氣就會進一步入侵陽面的第二層，也就是「陽明」。陽明與足陽明胃經相關聯，與太陰脾經表裡成對。胃的狀況是否穩定、強健，決定了感冒變好或變壞的走向。為什麼感

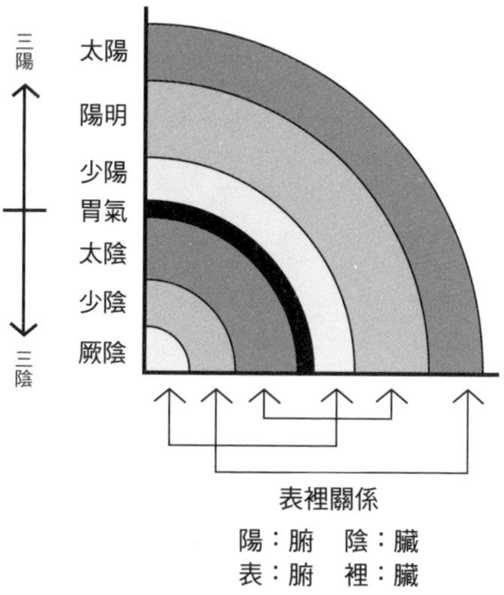

「不發燒了」有可能是因為邪氣進入到後三陰，不見得都是好事。「退燒」如果用錯了方法，反而更危險。

冒由太陽惡化為陽明？《傷寒雜病論》直言：因「亡津液，胃中乾燥」才「轉屬陽明」。不正確的發汗，或吃了瀉藥，或小便過多，胃中的津液因而耗竭，造成胃中乾燥，便引發惡化。胃氣的強弱，胃裡頭的津液多寡，不只是在日常生活中作為我們保養的指標，更是用來與疾病作戰的重要能力。

傷寒三日，三陽為盡，三陰當受邪，其人反能食而不嘔者，此為三陰不受邪也。（〈辨少陽病脈證並治・一〇・九〉）

條文提到：陽面的三個層次都失去抵抗力後，疾病原本應該會開始入侵陰面的三個層次。但此時病家卻還有足夠的胃氣能「容得下」食物，也能「化得消」，不會把食物嘔出來。如此一來就可確知：陰面的三個層次不會被疾病長驅直入。也就是說，在三陽之末、三陰之初的交界，身體還有一線防禦的指標，就是「胃氣」。此處不言胃氣，但胃氣的重要性昭然若揭。

其五：

趺陽脈浮而濇，浮則胃氣強，濇則小便數。浮數相搏，大便則鞕，其脾為約，麻子仁丸主之。（〈辨陽明病脈證並治．九．七一〉）

傷寒，始發熱六日、厥反九日而利。凡厥利者，當不能食，今反能食者，恐為除中。食以素餅，不發熱者，知胃氣尚在，必愈。恐暴熱來出而復去也，後日脈之，其熱續在者，期之旦日夜半愈。所以然者，本發熱六日、厥反九日，復發熱三日，並前六日，亦為九日，與厥相應，故期之旦日夜半愈。後三日脈之，而脈數，其熱不罷者，此為熱氣有餘，必發癰膿也。（〈辨厥陰病脈證並治．一一．五三〉）

胃氣浮散在外，功能只有亢進而不能平緩，將造成小便的次數、量都偏多。小便的量一多，大便的質地就會偏硬，脾在吸收、運化養分的功能就會衰退。當出現小便多、吃得多，人卻日漸削瘦的狀況時，我們不妨細思：是否因為胃中的津液太少，讓胃氣大量的外泄而導致問題？

當胃氣缺乏津液涵養，則出現「胃氣生熱」的問題，反之，胃氣與胃中的津液可以調和，那麼可以恭喜病家：「必愈（痊癒）」。因為「胃氣尚在」，人就有機會可以好起來。但是如果胃氣與胃中的津液無法調和，胃氣浮散而導致身體發熱，這樣的熱會逼迫身體的皮膚、肌肉，出現發炎、化膿的「癰膿」問題。程度輕微一點，可能全身容易出現皮膚發炎、毛孔被皮脂阻塞的狀況。程度再輕微一點的，紅腫發炎等問題可能會集中出現在胃的狀況的監控區——面部。雖然有餘熱並不好，但這裡的熱卻是來自於我們的胃氣，所以不可退掉。前面才說到：「胃氣尚在，必愈。」胃氣就是我們當下賴以活命的最後根據。「退火」、「消炎」其實有很多辯證的講究，若是草率為之，是可以致命的。

其六：

師曰：寸口脈遲而濇，遲則為寒，濇為血不足；趺陽脈微而遲，微則為氣，遲則為寒。胃氣不足，則手足逆冷；榮衛不利，則腹滿腸鳴相逐，氣轉膀胱，榮衛俱勞。陽氣不通即身冷，陰氣不通即骨疼。陽前通則惡寒，陰前通則痹不仁。陰陽相得，其氣乃行。大氣一轉，寒氣乃散。實則失氣，虛則遺溺，名曰氣分。（〈辨咳嗽水飲黃汗歷節病脈證並治·一四·七四〉）

胃氣不足，手腳會發冷，導致肌肉僵硬而無法靈活的自由屈伸，怎麼穿衣穿襪也無法回暖，這表示身體的陰氣與陽氣已經衰弱，也就是榮衛不利了。

有位朋友曾說，他去看西醫，醫生告訴他：「手腳發冷很正常啊！我自己也會手腳發冷哩！」這讓我想說個小故事：日本「帝京大學醫學部副教授」新見正則教授，畢業於日本慶應大學、英國牛津大學，專長於血管外科、移植免疫學、東洋醫學、運動醫學等。他在電視節目*上發表醫學見解時，就直言指出：西醫對手腳發冷、畏寒這回事，因為教科書完全沒有提及，所以西醫的態度就是「不能治，不關心，不知道（治せない、興味がない、分からない）」。就連在西醫學相關領域頗有造詣的新見教授，也無法單純就西醫的知識範圍對「手腳發冷、畏寒」提出明確的見解與回答，我們可以曉得：常聽到某些西醫用來反駁中醫或其他事實、說法時，所謂「沒有科學實驗可以證明」的看法，正是「不能治，不關心，不知道」的推拖之詞。因為不關心，當然沒有人研究，自然也找不到相關的研究結論，人人苟且當然不知道，也就不能治。但是，找不到實驗研究難道就等於事實不存在？別人不做的研究為什麼你也不做？所以我真切希望：只了解西醫理論的有緣朋友，請不要拿西醫的理論來評論我的文章內容。因為西醫對於中醫兩千年來早有研究、有見解、有治法的問題，像是「胃氣」、「陽氣」，只有太多的「不能治，不關心，不知道」，請不必勉強自己對於不了解的問題發表看法吧。

＊ 日本，朝日電視臺《林修の今でしょ！講座》．〈東洋医学 VS 西洋医学，日本人が悩む8つの病気と症状を解決！3時間 SP〉。公元二〇一四年七月一日首播。

其七：

胃氣下泄，陰吹而喧，如失氣者，此穀道實也，豬膏髮煎主之。（〈辨婦人各病脈證並治．一六．三九〉）

報導中也見到：有女性朋友因為陰道排氣，被男友嫌棄，自己也感到難為情。報導中只見一堆什麼陰道鬆弛之類的說法，但無法預防，更不能治療。雖然就解剖來看，胃與子宮等女性內生殖器官之間，除去血管或神經等的聯繫外，根本沒有任何直接的連通。但是古經方中醫會說，人體不同組織之間的功能，能夠相互調控彼此的生理節律，並非解剖可以認識。就像胃與大腦當然沒有直接連通，但吃冰卻能引發頭痛，而且一如往例，西醫說不出個明白、確切的機制。依這則條文所言，胃氣的異常將導致婦女陰道有排氣的現象。如果我們只知從內生殖器的系統去找原因，一定難有明確的結論。但《傷寒雜病論》明文指出，這是因為「穀道實」，也就是消化道中有像是糞石阻塞等導致的不通暢問題。有良心的中醫一定會告訴大家，不要吃冰、喝冷飲，特別是婦女朋友吃冰常導致婦科方面的問題，這是有所本的。胃氣強健，內臟會有力上提到正確的位置，肌肉也會有彈性，要說陰道鬆弛之類的，當然就能隨之改善。吃冰不會吃到子宮裡去，但會破壞胃氣，影響各種生理功能的平衡與協調。因此，奉勸朋友們不要再聽信那些沒有科學根據，宣稱吃冰不會影響女性生理功能的說法，那只是又一則「不能治，不關心，不知道」的信口胡謅。就像前述，仲景早有明言：「陽衰之後，榮衛相干」，時候未到而已。

2. 健康的關鍵，盡在「胃氣」

從五運六氣談脾胃系統

陰陽五行能歸納、分析身體的各種組織和功能，當然也能用於天文、曆算，且彼此都有關聯。五行描述特質上的規則，三陰三陽則是深淺、裡外等層次上的描述，並各自搭配六氣，綜合描述三種「兩極成對」的狀態。六氣對應於身體運行的六個層次，劃分為「六經」，從中找到彼此相互聯繫、支援，還有循行的規則。若是把身體分成由內臟循行而出的手部，以及貫行全身上下的足部，各得出六經，合計是「十二正經」。這與太陽行黃道十二宮，一日十二時辰，一年十二月分，十二節加十二中氣合為二十四節氣，不分東西方的觀察與思想，在理則上的關係都是一致的。

《內經》提到：「朝則人氣始升，病氣衰，故旦慧。」就是說，太陽升起，人體的陽氣亦會跟著上升，病氣自然衰退，因此得以康復。陽氣的上升，就是人體能戰勝疾病的根本。無論是一日或一年，人的氣血升降都隨著日夜、四季節律變化，與太陽關係密切。《傷寒雜病論》亦提及：「君子春夏養陽，秋冬養陰，順天地之剛柔也。」聰明的養生，自然也是要隨著天地運行的節律來走才是。

所以《傷寒雜病論》提出了六個時段，對應到前面提到的六經，怎麼樣與每一天日出、日落的時辰進行對應。我根據原本散見於各篇的文字，整合成一張圖表，名為《六經流轉時辰圖》（見 P.80）。

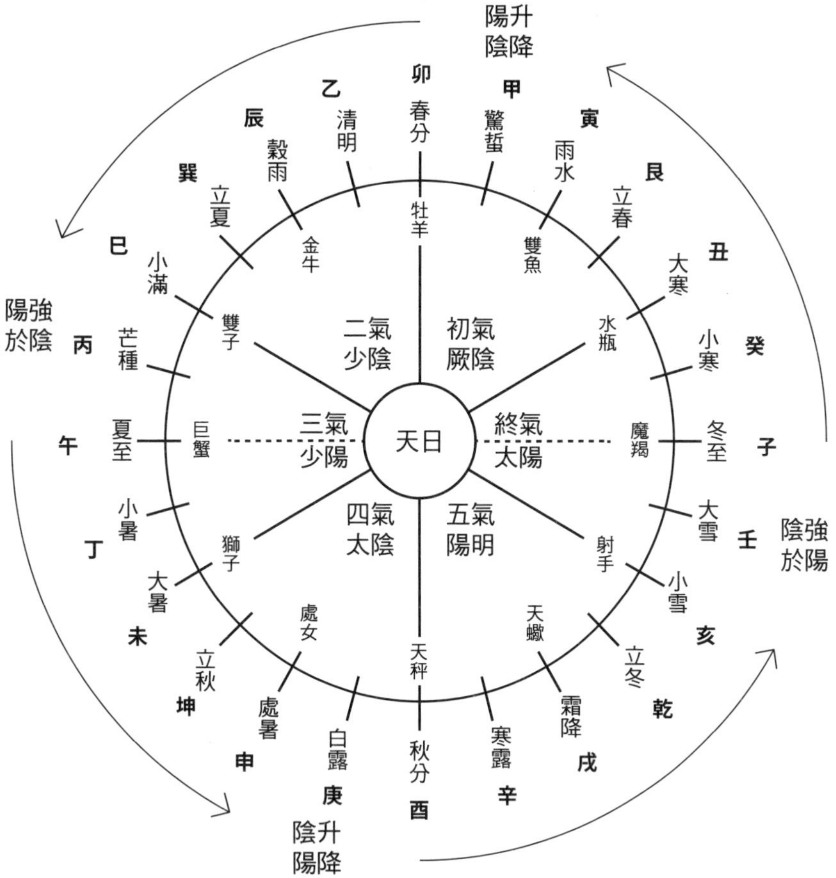

東西方對於從星象求得天地循行節律的
觀點與結論十分相近。

少陽——三至八時
太陽——九至十四時
陽明——十五至二十時
太陰——二十一至二時
少陰——二十三至四時
厥陰——一至六時

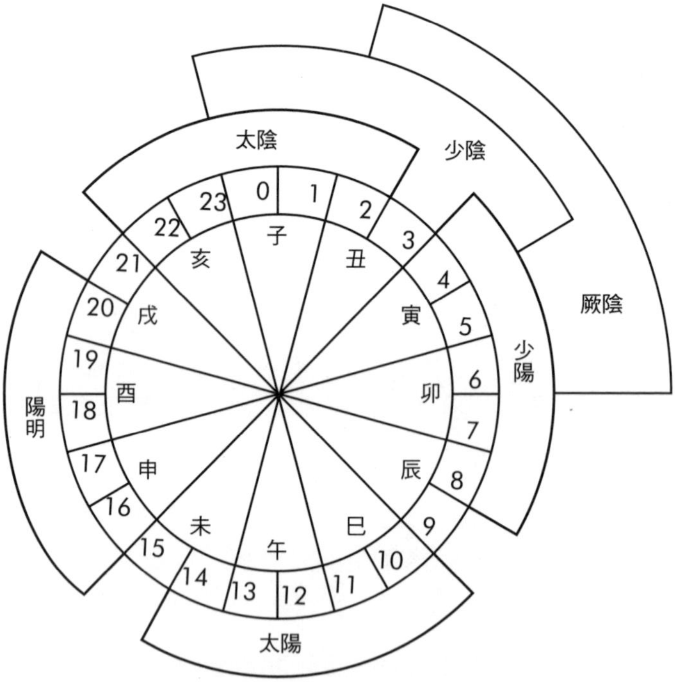

六經流轉時辰圖

由此圖可知，一天分為陰和陽、夜晚和白天。而一天的開始，是從東方泛起魚肚白的時間點起算，為陽氣初始，稱為「少陽」。三個陽的時段，中間約略有一個小時不互相重疊，這代表身體的陽氣以胃氣為核心源本，直接與三種陽氣交流，呈放射狀的構成。反之，三陰彼此間有很明顯的重疊時段，這示身體的養分累積具有嚴格的前後秩序的線性關係，不可違逆。

《傷寒雜病論》提到「榮為根，衛為葉」（〈平脈法第二．二．二一〉）。我們把「榮」定義為身體的「養分在作用」的現象，把「衛」定義為身體的「功能在作用」的現象。人必須要按時進食，吃下天然的好食物，確保體內有養分可充分運行，身體的功能才得以維持正常。任何少吃或不吃米飯主食、肉類的方法，甚至節食、斷食，身體只能耗用內臟原先收藏的養分來生出功能，只出不進，內臟因此逐漸虛弱，以致於支持不住身體系統的各種功能需求，結構上也會發生萎縮。內臟的津液因此不足、虛弱，進而產生疾病以及各種不適的身體感，甚至可能是很多現代醫學檢查不出的毛病。

每年都會有一個天地之間萬事萬物整體趨勢上的特徵，年年進行固定的節律變化，稱做「五運六氣」，能用來表述流行疾病與天候的特徵、保養身體的重點，甚至是人類社會的走勢。你我在天地間的某個特定時間點出生，同樣的，也能藉此表述身體與個性的特徵，就是一般俗稱的「體質」。《傷寒雜病論》提到五運六氣，標明每年對應的風、暑、濕、燥、寒、熱等六種能量，把天地循行的節律與人體做了很緊密的描述，成為疾病流行趨勢預測學術的先驅。但是現代流行的，則是宋代才開始出現的「子午流注」說法，像是，將子時（二十三至一點）關聯到膽經，丑時（一至三點）關聯到肝經等，大幅違背了古經方中醫對天地循行的觀察經驗，也無法從中預測身體與環境交互影響的可能發展，實用價值極低。我個人認為：宋代發展所謂「理學」後，較之於《傷寒雜病論》成書的東漢末年以前在陰陽五行的相關論述，當然，也包含醫學，已經有極大的差異，這就是我之所以特別強調「古經方中醫」的理由：想認識中醫的本來面目，必要從先秦兩漢入手，而宋代以後的許多文獻，不可盡信。

我們從五運六氣之中可以明白：陽明是身體將能量轉回為養分收藏的交界關鍵節點。在《傷寒雜病論》也提到，陽明這個層次對應到身體的胃，身體正是經由胃而至脾，通過陽明由陽入陰之後，依序補養三陰層次的內臟。

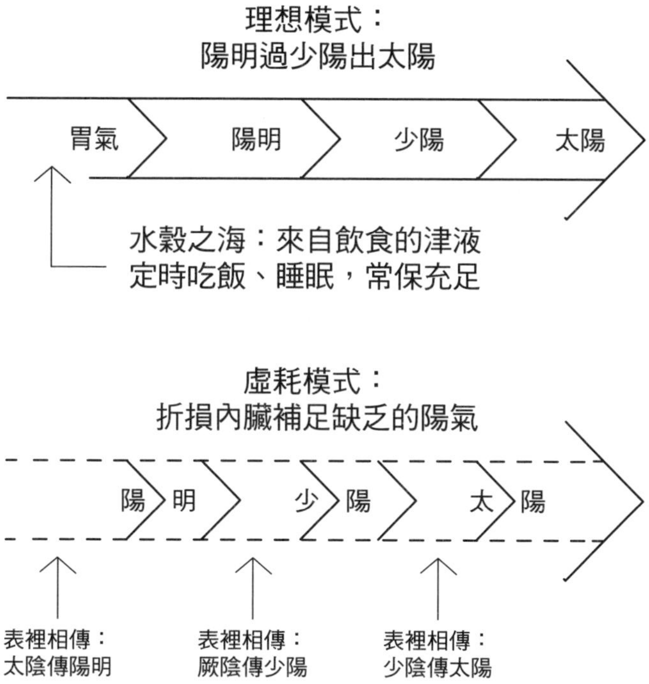

不按照秩序，陰陽很快就失調、耗竭，
內臟在不知不覺中嚴重折損。

胃氣「致中和」的重要性

在《內經》與《傷寒雜病論》之中，我們看到：

一、胃氣能夠雙向調節全身上下所有功能，更可以引導養分進入內臟收藏。

二、胃居於身體陰陽之間的「中」，也是軀幹上下之間的「中」。

三、胃中要有足量的津液才能保全胃氣。胃中的津液主要來自於水穀飲食。

四、胃氣能升能降，又以緩降為順。強烈的沉降或是升散，都不是好現象。

若胃中津液不足，功能作用產生的熱缺乏津液降溫，高熱過度消耗津液，反而使得胃中生不出陽氣，也就是「胃氣生熱，其陽則絕。」（〈辨陽明病脈證並治·九·七〇〉）胃氣以緩降為順，更要注意沉降力道不可過強，否則將令氣、津、血都流失到體外，也就是需「微和胃氣，勿令大泄下。」（〈辨陽明病脈證並治·九·三一〉）胃氣升降雙向的功能都強盛，氣、津、血通暢，我們就能得到「上焦得通，津液得下，胃氣因和。」（〈辨陽明病脈證並治·九·五四〉）這般的動態平衡。胃不僅是位居要衝的身體臟器與核心功能，更彰顯出「居中不亂」、

「折衝」的性質。所以，胃歸屬於脾系統，而脾系統的屬性在五行之中為「土」。土的性質之一，即是「折衝」。

所謂「以偏治偏」。物性的偏性越強，效能越凸顯，就越需要講究正確的配伍和使用時機。胃氣能夠正常進行生理功能的調節，即所謂的疾病抵抗力，雖然不言「增強」，但卻會日益健壯。許多身體的不適，雖然不言「治療」，但卻會逐漸緩解。

用家常食材組合出超越藥物的效果，並非神話，只是需要對醫理、藥理、生理、病理及物性等理論的法度、理則，有更清楚的認知，更嚴格的遵循而已。搭配、烹調合宜的家常飲食也能勝過珍稀大補，強過一堆高度濃縮、萃取成分的營養品。甚至要反過來說：越是濃縮、萃取，偏性越重，越是要慎用，以免反而破壞了胃氣原本「致中和」的天生功能。

《內經》告訴我們：「胃者，水穀之海，六腑之大源。」胃中承裝著各種我們所嚥下的飲食，如海納百川。而在地球科學中，我們了解到「海」能調節陸地的溫度與濕度，達到動態平衡。同樣的，對身體來說，胃盛裝了溫暖的、富含津液的食物，就能有利於與其他五個腑：膽、小腸、大腸、膀胱，以及統稱包含所有內臟之間的空腔與淋巴系統的三焦，進行養分的供給與廢棄物的排出。所以：胃氣調和，五臟六腑自然常安。

胃氣與腠理

小麥在磨粉製麵，加水揉成麵團，略經發酵後，能產生筋性，可以延展出薄膜。人體也有類似的薄膜狀結構，如《內經》所說經絡的性質一般：「內屬臟腑，外絡肢節。」這就是解剖上所謂的「筋膜」。筋膜可以包覆我們全身從裡到外的內臟、血管、神經、肌肉與皮下組織等，範圍廣泛。筋膜貫穿身體裡外，甚至當人體從胚胎的狀態發展起，就是先有筋膜，才生成肝臟、心臟等。根據近代研究，被認為具有極強的分化與再生能力的「間質幹細胞（Mesenchymal Stem Cell，MSC）」含量最豐富的部位之一，就在筋膜。雖然古書記載中沒有筋膜二字，但《傷寒雜病論》有一個類似的重要觀念，叫做「腠理」。

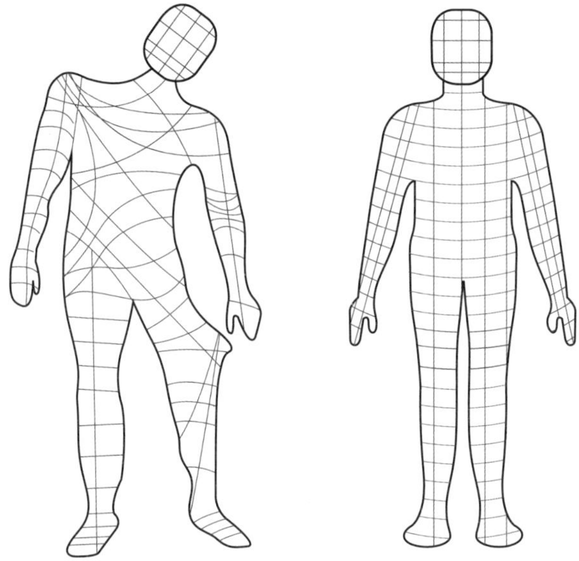

一處筋膜沾黏
能夠影響全身

正常的筋膜應該
放鬆而平整

筋膜牽一髮而動全身，頭能影響腳，四肢能影響內臟。現代醫學仍然參不透箇中玄妙，中醫的針灸卻常常可以扎肩治膝、扎手治頭，代表中醫早在一千八百年前已經深諳此理。

《傷寒雜病論》記載：「腠者，是三焦通會元真之處，為血氣所注；理者，是皮膚臟腑之文理也。」（〈雜病例第五．三．七七〉）「腠」指的是三焦可以貫通我們身體最精純的能量的部位，同時也可以接受血液功能所帶來的效果。「理」指的是我們在皮膚、臟、腑上能發現到的紋路、理絡。總合來說，腠理能傳導高級功能與精華養分，貫通各結構，而且全身裡外無所不在。腠理之中，包含著能量、津液、血液三個層次的循環代謝的主體，也包含了全身上下廣義的肌肉層次的組織。《傷寒雜病論》不但說明了腠理的形態，更把功能與其重要性都認識清楚了，是一項非常先進的醫學研究論述，領先當代至少一千八百年。

身體橫向剖面示意圖

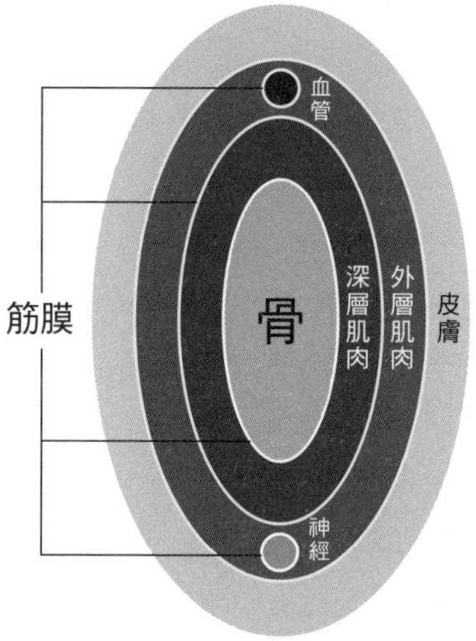

所有的組織都被筋膜包覆

筋膜無所不在，緊密聯繫身體內外的組織。但是現代醫學藉由解剖對筋膜的認識卻極其有限。

《傷寒雜病論》在治療方法中更是緊扣腠理。例如：「桂枝湯本為解肌」（〈辨太陽病脈證並治上．六．一八〉），表示桂枝湯具有放鬆肌肉，解開肌肉之間沾黏的效果，當然也能解開筋膜的不適。又提到桂枝湯所謂：「病人常自汗出者，此為榮氣和，衛氣不諧也。所以然者，榮行脈中，衛行脈外，衛氣不共榮氣諧和故也。復發其汗則愈，宜桂枝湯。」（〈辨太陽病脈證並治中．七．二二〉）若是病人經常自己冒大汗，表示身體的功能與養分不協調，桂枝湯能促進兩者諧和、同步。當病人變成改出微汗時，就是調理成功的證明。

正常的筋膜　　沾黏的筋膜

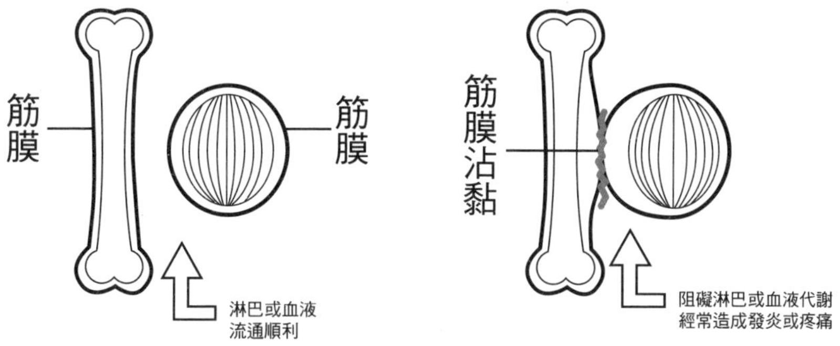

筋膜的確可以影響淋巴以及血液。而透過正確的控制肌肉，就能夠改善筋膜的狀態，進而調節全身所有的組織狀態和功能，也就是「調氣血」的終極目的。

《傷寒雜病論》裡還有：「時氣不和，便當早言，尋其邪由，及在腠理，以時治之，罕有不愈者。」（〈傷寒例第四．三．三〇〉）以及「血弱氣虛，腠理開，邪氣因入，與正氣相搏。」（〈辨太陽病脈證並治中．七．六九〉）腠理能貫通全身內外，傳導功能與養分，也會受到體外而來致病因素的影響，只要能及早防治，加強鞏固，都是容易治癒的。再結合《內經》所謂「脾主肌肉」可以明白：人體全身內外具有大量的肌肉，這些都統整於脾系統之中，而胃氣可輸送氣血至全身肌肉，再經由與腠理密切聯通，提高人體各種功能。所以，只要腠理中的氣血循環暢旺，就可「保身長全」，而其根本，就來自於胃氣。

從「微汗」配合上「解肌」等描述，我們可以明白，全身上下肌肉若是放鬆，更能讓氣的功能表現，也就是「衛」氣，以及血的功能表現，也就是「榮」氣，相互諧和，並且連帶讓筋膜也達成良好的溫暖、通暢的舒展效果，即是所謂的「溫通腠理」。所以，縱使身體出現如發炎之類的問題時，只要透過像桂枝湯這樣相似作用的湯方的應用、加減，一樣可以對發炎的部分產生很好的治療效果。有些人認為，發炎的時候不應該再使用諸如生薑、桂枝之類的溫熱性質的藥材，而應該使用比較涼性的材料，來進行所謂的「辛涼解表」、消炎、退火。但是，觀察實際的醫理、效果可知，只要令胃氣舒展開來，也就是透過生薑、桂枝等溫熱的藥材，並且配伍足量可以提供津液的藥材，就能達到溫通腠理的終極目的。發炎不一定是上火，更不見得要用寒涼藥消炎，不如溫通腠理，雙向調節，養正且祛邪，手法更加高明，更完美。

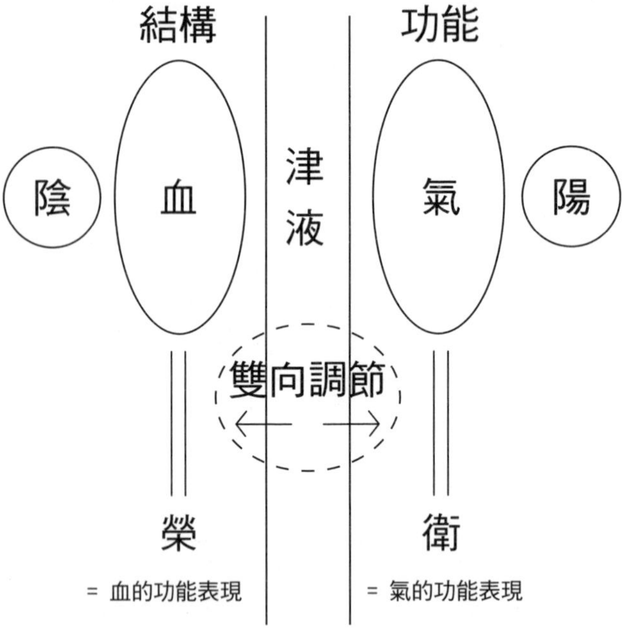

同時重視結構與功能，「調氣血」就是中醫有病治病、無病強身的精微奧義。

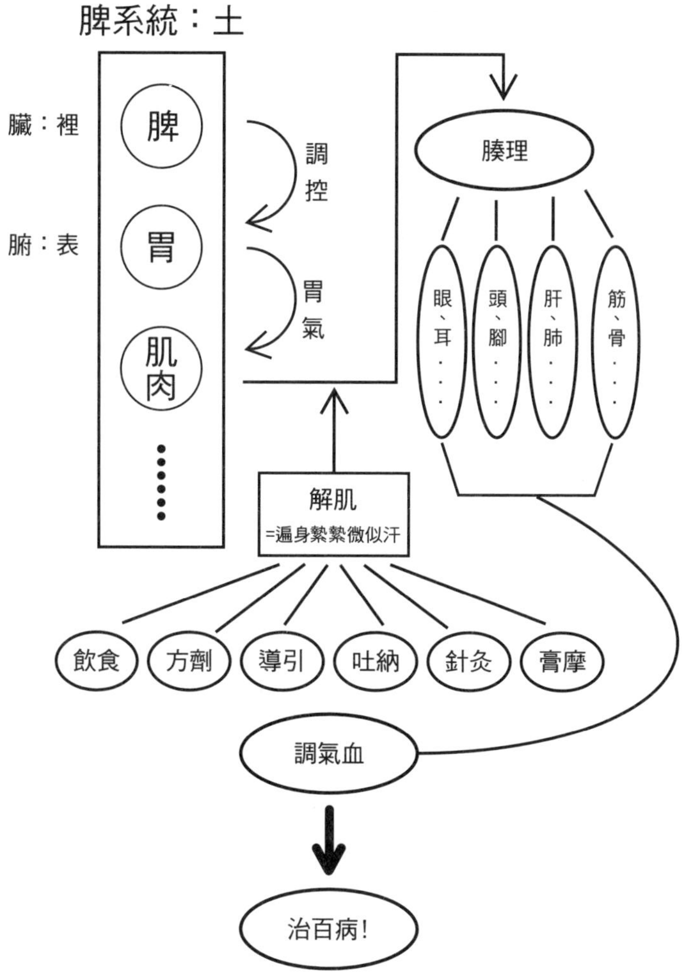

「治百病」不是夢！我們只需要正確的操作方法。

調節全身腠理，促進其功能，方法不止一種，如仲景也表示「四肢才覺重滯，即導引、吐納、針灸、膏摩，勿令九竅閉塞。」（〈雜病例第五．三．七七〉）這表示養生、療疾的手段亦有多樣性。現代自然科學之中已經證明針灸能治百病*，而養足了胃氣，讓四肢肌肉能與腠理有良好的調節與配合，一樣符合了科學邏輯「治百病」的概念。

依我的研究認為：各種中醫的治療技巧，無論導引、吐納、針灸、膏摩，或是方劑、飲食，皆以透過「胃氣」控制「肌肉」影響「腠理」，而能「調氣血」。我們透過吃喝來加強胃氣，進而影響全身功能，這種手法就是「方劑」、「飲食」，如前面提及的「桂枝湯」即是。直接透過意識，以神經傳導至骨骼肌做有特定規律的運動來牽引腠理的手法，便是「導引」。若是有意識的運動所引導的是內臟平滑肌為主的活動，就叫「吐納」。直接用外來的微量創傷刺激特定部位的腠理，引發神經血管叢的傳導狀態改變來調理身體，即是「針灸」。藉由他人施術並配合油膏，被動的引導病家的肌肉與腠理進行調適，稱之為「膏摩」。這些中醫治療辦法的設計與操作，皆本於「溫通腠理」之宗，並兼顧了各種病家與病況的需求，貼合人性，更站在有效治療的最前端，照顧各種不同階段人類對於保健的考量與需求。因此，我將「溫通腠理」稱為「大一統醫理」，凡是能合理達成溫通腠理的手法，必然對人體的養生療疾有正面效益。

以托爾斯泰於《藝術論》的觀點來看，我們可以說：中醫合乎科學，善待人性，符合良善，堪為藝術！《後漢書》記載：「醫之為言意也。腠理至微，隨氣用巧，針石之間，毫芒即乖。神存於心手之際，可得解而不可得言也。」誠然也！

＊可參考資料：張翔教授，《The meridian system and mechanism of acupuncture: A comparative review. Part 3: Mechanisms of acupuncture therapies》

3. 如何判斷胃氣盛衰

手腳心溫暖為胃氣指標

無論成人或幼兒，陽氣在身體運行的中心點都在「胃」，而手心、腳心，即為觀察胃氣是否正常運行的最佳監控區。《傷寒雜病論》提到：「胃氣不足，則手足逆冷。」（〈辨咳嗽水飲黃汗歷節病脈證並治．一四．七四〉）手腳心若不能一年四季、不分日夜常保持溫暖，便是胃氣不足，也就是陽氣不足，這就是有寒，就是身體機能不足，就是虛弱，就會百病叢生。

反過來看，現代的營養觀念認為每天要吃下大量的蔬菜、水果，有時甚至還鼓勵要生食，每天要喝超過一千毫升的白開水。如果有朋友號稱長期大量的食用生菜、水果、喝白開水，並且少肉、少油、少鹽、少糖、少米飯，或是有長年服用許多號稱保健食品、營養補給品的，我們可以問問這些朋友的手腳心在一年四季當中，都能隨時保持溫暖嗎？又或者，人們常常上醫院去輸液、注射、打疫苗，或是在生病的時候退燒、消炎，甚至病況較重的，會進行手術、割除。又如癌症，更有所謂的放療、化療。病家在病程中飽受來自治療手法的痛苦，投入許多複雜而且昂貴的藥物，甚至經歷了各種看來十分複雜的儀器的檢驗和治療，但是我要請問，究竟又有多少病家的手腳心能在治療中經常保持溫暖？我在前面提過，西醫對手腳冰冷的態度是「不能治，不關心，不知道」，活人聖經《傷寒雜病論》卻視之為生死攸關的重大指標，《內經》同樣說：「有胃氣則生，無胃氣則死」。人體的真相終究只有一個，人命只有一條，我們怎麼判斷是被越治越好，還是越治越糟？一門對身體重要健康指標漠視，甚至嘲笑的學說，能算得上是符合科學原理嗎？真的具有令人重拾健康的療效嗎？能讓一群連感冒都不會治的人說句

「沒有研究證據」就馬虎帶過嗎？

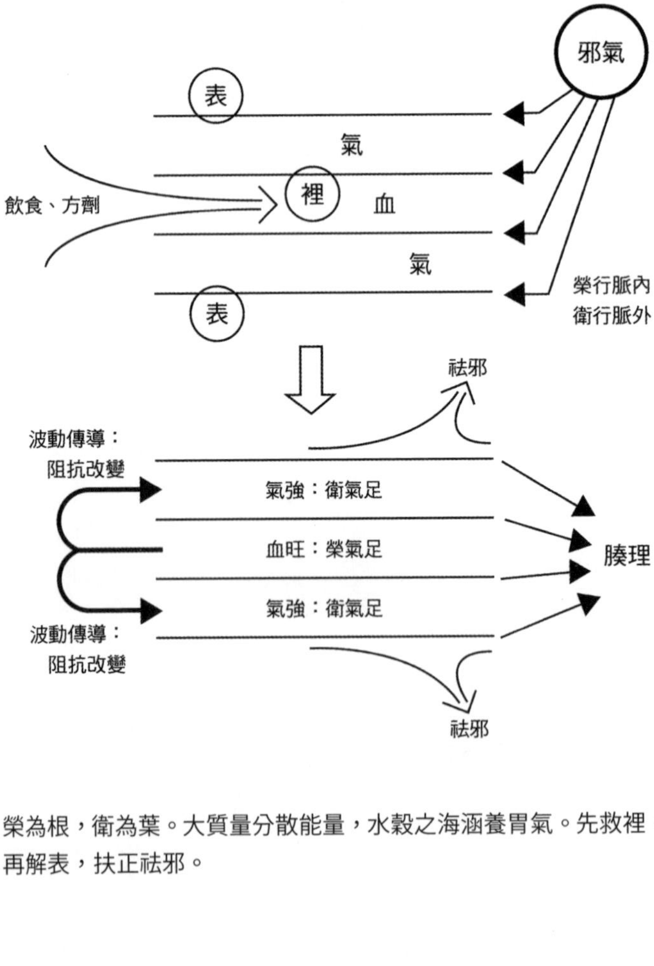

榮為根，衛為葉。大質量分散能量，水穀之海涵養胃氣。先救裡，再解表，扶正祛邪。

醫療或保健手法日新月異，但手腳心因此越來越溫暖的人，有越來越多嗎？人造之物的馬車、飛機的確日新月異，但神造之物的人體，結構與功能卻是萬年不變。仲景說胃氣很重要，手腳心溫暖很重要，什麼才是我們應當依循的指標，就此昭然若揭。

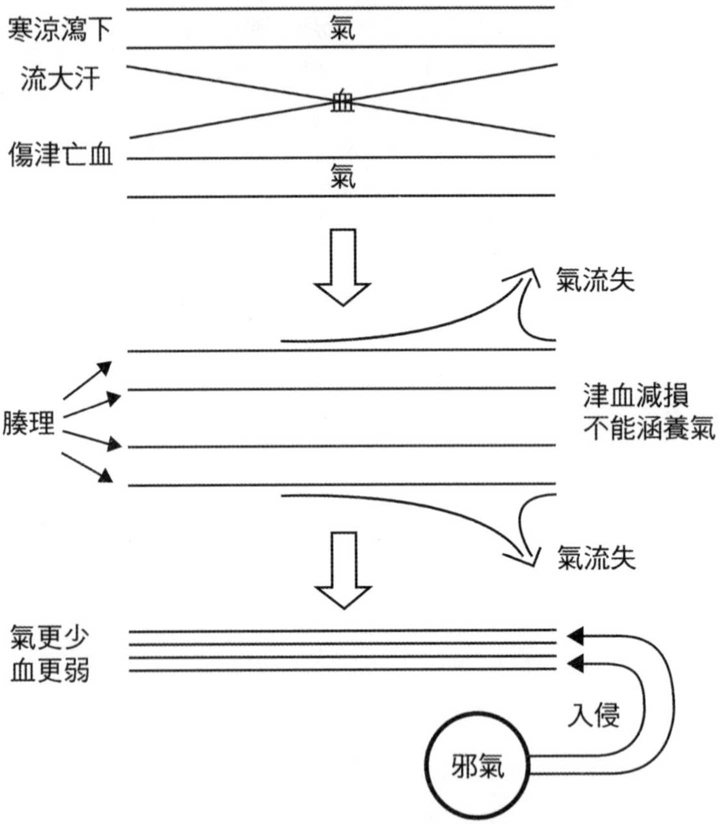

瀉去血、津液能夠暫時逼迫陽氣外洩，讓衛氣提升。但是津血流失造成後續陽氣產生更加困難，內臟虛弱，邪氣入侵的機會大增，祛邪也更加困難，因此陷入惡性循環。

胃氣三力：容得下、化得消、睡得沉

對於我們紫林中醫觀察人體來說，手腳心的溫暖是很重要的指標。在陽氣強健的前提下，胃氣的強弱與否，又直接大幅的影響了陽氣的狀態。判斷胃氣的表現是否如常，我個人提出三大指標，就是「容得下、化得消、睡得沉」。

「容得下」其中一個意義是指胃對於飲食的納受能力，也就是我們口語說的「胃口」好不好。常人的胃口要如何叫好？我先聊一件事：中國大概從隋、唐以來，延用至元、明、清，度量衡定義的一斤皆是現在公制的約六百克。有人認為六百克這個數字與現代的公制接軌轉換非常不便，而在民國初年時，西風東漸，民眾逐漸失去國學的薰陶，加上對於國學的底蘊也沒有足夠的信心，此時便跑出一種叫「市斤（五百克）」的單位。但根據我的研究，一斤六百克剛好就是平常成年人一餐所能容下食物的重量平均值。也就是說，一個成年人假使一餐能吃得下約六百克重的食物，此人胃的納受能力即算是在正常的範圍內。如果你是開餐館的，你就知道賣一份餐該有多少重量，客人才會覺得吃飽。反之，如果你拿沒有科學根據的「市斤」來估量，而且你是做「吃到飽」生意的，那肯定要慘賠收場。中醫雖然不講定量，但在定性之下，還是能指出常態分布的數值傾向。不是不講究數值，而是不輕易以定量做評斷標準，才能符合事實，更符合人性。

再來是「化得消」，其中一個意義是口語中的「消化能力」。我們常看到有的人暴飲暴食，突然某一餐吃了平常兩倍以上的食物，但在接下來的三、四個小時，胃部、腹部都處於非常飽脹不適的狀態。或者，有的人並沒有特別大量的進食，但是腹部或胃部也經常飽脹甚至疼痛，感到消化不良，或不太有食欲。對食物的「化消」，一方面是要化解、消去食物，一方面則是把化消之後的產物給運行開來，輸布到全身，如同《內經》提到：「五臟之脈，滋生於胃。」飲食的份量以及進食的間隔若是失去節律，就會傷害胃氣，身體在消化、輸布、同化、吸收這些食材的機能上就會出現障礙。

綜合前面兩點，以「容得下」、「化得消」這兩件事情來看胃氣強弱與否，在直觀上比較容易理解。如果我們要維持正常的生理機能，或是在病時讓身體產生好轉的力量，胃氣的這兩項指標更是顯得格外的關鍵。

最後，「睡得沉」這項指標，或許大家比較少聽過，但是在我們紫林中醫的研究裡面發現，晚上容易入眠，入眠後睡得沈穩，甚至不容易起夜小便，或是能維持穩定的睡眠，不易被驚醒，或是做了睡醒後不會清楚記得的夢，其實都與胃氣的穩定有非常密切的關係。

現代人普遍的嚴重問題之一，就是睡眠品質不好。很多人會求助於所謂的睡眠中心、精神科、腦神經內科之類的西醫科目，但就紫林中醫的觀點，這是腸胃的問題。憂思過度，米飯主食與肉類、蛋類的攝取不足，人工化合添加物吃太多，嗜喝咖啡，都能讓胃氣虛弱、不穩定，讓全身的腠理，筋膜與神經、血管，常處在緊繃、亢奮的狀態下，就算累了也不易入睡，睡了也不安穩，醒了也沒精神。睡眠中的胃氣緩降，能幫助肌肉放鬆，神經、血管形成駐波的狀態，代謝放慢，自然沒有尿意的刺激，全身的氣血從體表內斂轉入內臟，就像食物被身體吸收，氣血與津液順著胃氣深入內臟收藏，這就是深層而品質良好的睡眠。

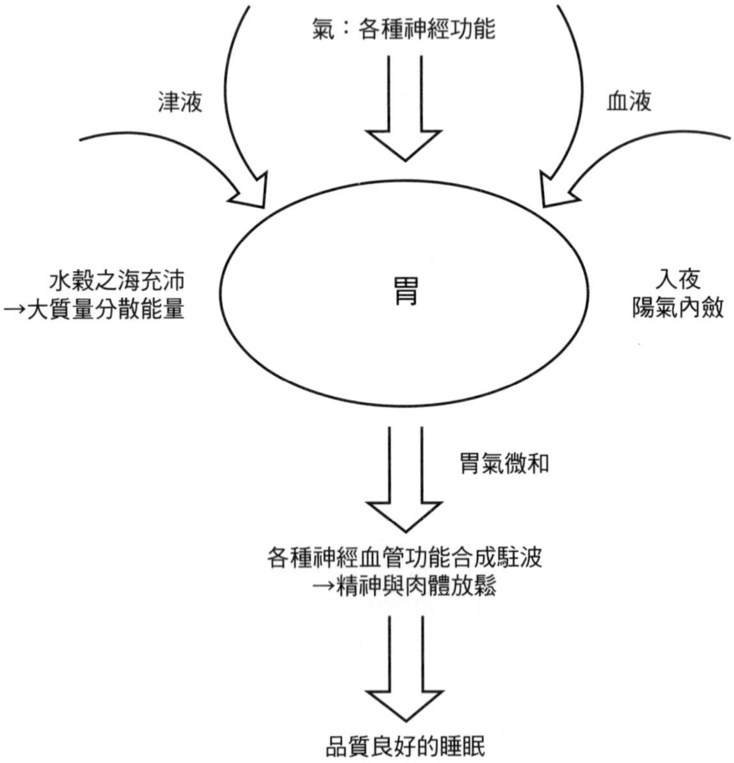

改善睡眠品質的關鍵，就在胃氣。

我們吃下的食物需要經過消化、吸收，無論是從「益菌」的觀點，或是「消化酶」的觀點，終究要與人體消化道的功能緊密結合。如果我們直接從體外補充所謂的益菌，這些外來菌種通常因為水土不服，與體內的環境或由在地飲食所產生的消化酶的特徵格格不入而很快滅絕，所以常是：有吃有效，沒吃沒效，越吃越沒效。就像在農業上，對農地施用化學肥科、農藥，結果是澈底削弱了當地土壤的地力，以致於惡化成：不用藥，就長不出好作物。無論是用外來的因素直接強刺激腸胃消化的運作，或者盲目追求一些具有強烈偏性特徵的飲食，都會讓我們失去胃氣原本能致中和的「常」，將是邯鄲學步，捨本逐末，並不是一個好主意。

4. 胃氣與身體各機能的關係

健脾與補腦

以中醫的角度來說，脾主思，「思考」由脾系統進行運作，而非大腦。「思考」是對於無形的資訊做分解，「消化」則是對於有形的食物做分解。兩者的作用力道與目的是類同的，所以被劃歸在一樣的系統。至於大腦則只被視為訊息交換的中心，把感受、刺激與行為反應在大腦做聯結、轉換與交流，並非思考行為的發生主體。

當大腦在快速交換資訊，例如進行重度思考或做出大量情緒反應、接受大量感官刺激的活動的時候，有如手機在通話時會發熱般，耗去大量的養分，並且產生許多廢熱。按照中醫對身體的理解，大腦被視為腎系統的一環，而腎系統又是一個主要功能在收藏養分和能量，不喜歡發熱與發散的系統。這類的「重度思考」、「情緒反應」、「感官刺激」的活動，甚至是任何強刺激大腦運作或產生內分泌的活動，像是吸食興奮劑，或是長跑，更對腎系統，特別是大腦，十分不利。若大腦經常性、長時間的接受強刺激，對一般性的刺激便越來越無感，身體越來越偏好能引起重度感官興奮與刺激的活動，情緒反應表現會越來越強烈，許多在現代被歸類為性或暴力方面的衝動行為表現，以及行為無法自主控制的問題，便越發常見。

我經常提到「大質量分散能量」的原則。勞心的思考與勞力的活動同樣都需要大量的米、麵主食來補充脾胃的津液，平復過度刺激、興奮的大腦運作狀態。「東京大學藥學系」的池谷裕二教授在公元二〇二二年於國際知名學術期刊《International Journal of Learning and Teaching》發表了一篇研究論文*，指出：攝取葡萄糖對提高注意力有正面效益。《內經》也提及，脾需以「甘補之」，古經方中醫談的補養脾胃，若以現代表述，其實還一併包含提高腦部運作的含意，完全顛覆坊間盛傳諸如「吃糖引發躁動（高糖效應，Sugar high）」、「吃糖會變笨」等說法。日本升學競爭壓力極高，舉世皆知。日本的升學補習班無不強調在學習中應適度攝取甜點，以幫助提升成績；世界頂尖大學之一的東京大學，福利社中經常大量販售糖果點心，方便學子們隨手補充；家有考生的家長更是時時提醒孩子用甜點，幫孩子的學習加油打氣。這些早成了社會常識，實證無數。怎麼到了近兩年，吃甜點突然就成了變笨，甚至出現行為異常的原因？難不成多年來，日本千千萬萬的家長全是糊塗，補教業者都無知迷信，東大學生個個行為異常、腦袋愚鈍？學習中要多吃糖，這可不是沒來由的都市傳說，確有科學研究證實。像我在寫書稿時，因為十分耗神、耗心思，手邊必有一杯我自己特調的茶飲，裡頭還加入麥芽糖來強化補養脾胃。其實，關鍵不是甜食，而是「食必天然」。天然質優的好的甜食，合宜的攝取，對身體當然有益。我從來不禁止我的孩子吃甜食或冰淇淋，甚至我還主動買這類點心給他們吃，我會禁的只有一類：人工化合添加物，而在他們年紀還小的時候，我高度概括之，稱其為「怪怪的東西」。只要不含人工化合添加物，不是果糖之類高度萃取的甘味劑，也不過量攝取，正餐優先，則想吃就吃。我的孩子從來沒有所謂躁動問題，學習成績在水準之上，體育表現正常，合於我前述的內容：把有甜味的食品都混為一談，不看物性，當然吃出百病叢生。動輒把甜食換算成幾顆方糖來妄加比較熱量，更是毫無事實上的意義，不具科學價值，對於釐清真相，提升健康，全無幫助。

以我所見聞過的例子來說：有位朋友腦中風，前後共發生過兩回。第一回在某個週六的早晨發生，當下半邊的顏面麻痺，幾乎無法說話。但是隨即使用正確的中藥方來處理，週一就能夠正常上班，同事之間甚至沒有人發現異狀。幾年後，第二次中風，但家人馬上叫了救護車，打著點滴送進醫院。在醫院做了一堆檢查，醫生判斷是腦幹中風，同時還有糖尿病問題，所以一口氣開了好幾種藥，並且再加上靜脈注射。但是西藥的治療一進到體內沒多久，馬上發生腦幹積水，嚴重暈眩，只能躺平而無法起身。在西藥不斷持續干擾病情的狀況下，病家不顧醫生和所有家屬的反對，同時用了大量的健脾、補胃的中藥方，在一週後就把積水清理完畢，病家能夠起身自己扶著牆走出醫院搭車回家。護理師雖然承認，他有生以來從沒看過腦幹中風積水的人不是在床上躺了半年之後才開始復健，而是可以在一週後就自己起身走路回家，不過，他還是不相信中藥的治療是有效的。這就是我所說的，胃氣只要能夠正常運作，在剛發生突發（雖然我認為很多病情都不能算突發，而是自己長年忽視養生不節所造成）狀況的時候，所謂的出血、積水，其實都可以有很好的機會藉由胃氣的運作而立即排除，不需要幾個月的治療再加上數個月的復健，更不會留下什麼無法康復的後遺症，這是的確可以辦得到的事情。

雖然都是些健脾助胃的功夫，但是對於平肝、補腦來說，同時也有很好的輔助。

＊可參考資料：Jiayan Liu, Kotaro Yamashiro, and Yuji Ikegaya，《Glucose Intake Improves Executive Attention》

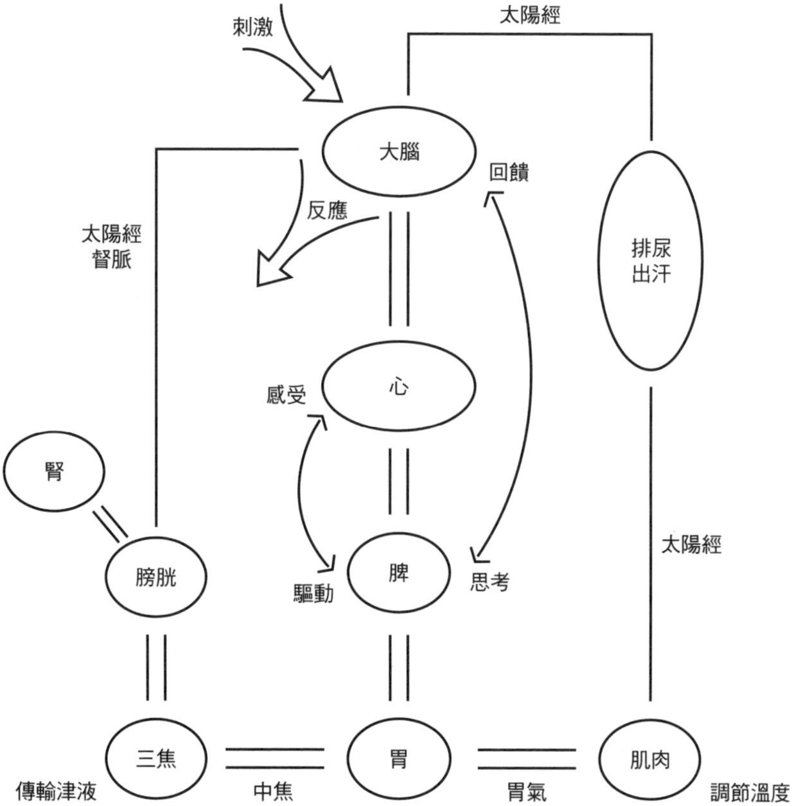

思考過度造成胃的溫度上升，肌肉提高機能調節溫度而緊張，持續的高熱影響胃氣不能微和，形成消化不良或是睡眠障礙等問題。

脾氣衰則鶩溏，胃氣衰則身腫

《傷寒雜病論》裡提到：「寸口脈沉而遲，沉則為水，遲則為寒。寒水相搏，脾氣衰則鶩溏，胃氣衰則身腫，名曰水分。」（〈辨咳嗽水飲黃汗歷節病脈證並治·一四·五五〉）也就是：在水氣無法代謝的情形下，若是脾的機能不足，則會出現大便不成形的問題，若是胃的機能不足，身體會發生浮腫。

當胃的機能虛弱，或受到冷飲、冰品強刺激時，肝會加快消耗養分，瞬間提高機能來補足胃氣不能正常外行所缺少的陽氣能量。對年紀較輕的人來說，若肝中的津液還算充足，可能對於大口吃冰、喝冷飲，或連續一段時間的飲食不正常，都不在乎，但這些屬寒與水的「債」，在年紀稍長，陽氣開始轉弱後，就會引發各種水腫或加速衰老等問題，也就是仲景所說的：「沉緊相搏，結在關元。始時尚微，年盛不覺。陽衰之後，榮衛相干。」（〈辨咳嗽水飲黃汗歷節病脈證並治·一四·五九〉）仲景保證：現在逞強抵抗說吃冰沒事的人，將來必定會為嗜吃苦寒泄下的飲食付出健康上的慘痛代價。

雖然有的看法認為這可能要歸結到腎臟代謝水分、心臟搏動力道不足、小便不利等問題上，但是我認為，問題的根源並不在腎，腎也只是受害者。真正造成排便經常不成形，或身體容易水腫等問題的，還是源自於脾胃功能的不足。

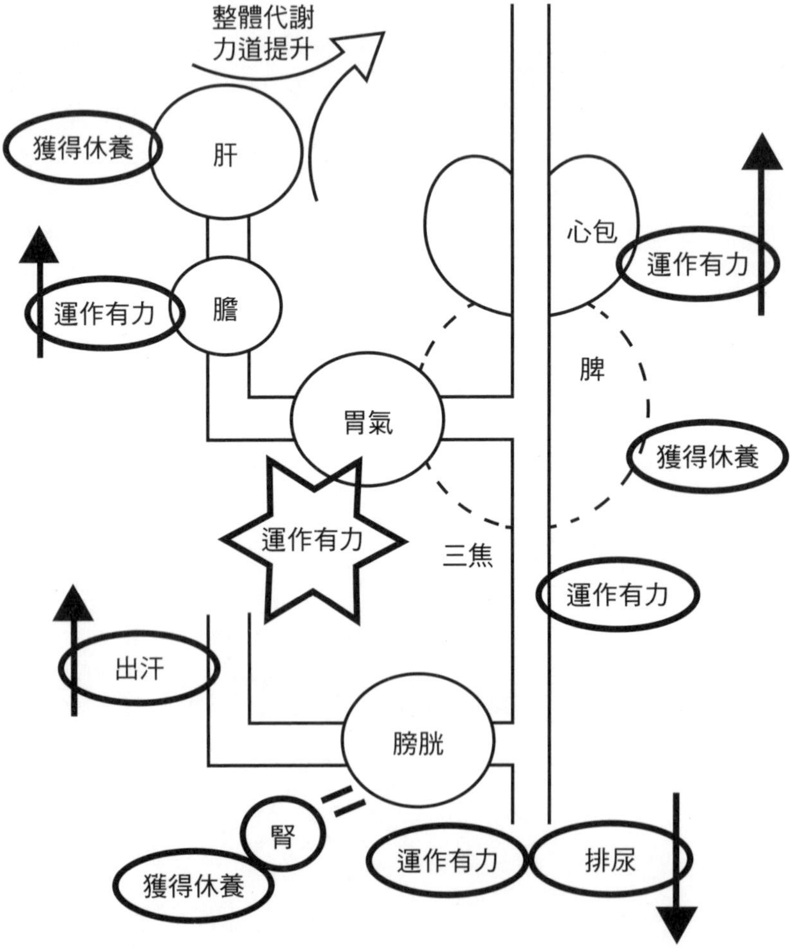

胃氣足以提振陽氣，肝、腎、脾等內臟就能夠充分休養。胃氣不足，就必須消耗內臟來補全陽氣的不足。若是內臟已虛，則百病叢生。

聽聞坊間常有諸如煽惑大眾「吃冰、喝冷飲與呼吸道疾病、婦科疾病沒關係」的說法，以及動輒用寒涼泄下的手段處理身體問題的諸多現代醫療現象，再對照同樣常見的排便問題、水腫問題，這類見樹不見林的嚴重謬論，不勝枚舉，而仲景的語重心長，更如暮鼓晨鐘。

胃是心臟的門關

曾見報導記載：患有心臟病的病家身上，常同時見到牙齦好發痠痛、發炎或出血。病家誤以為是牙科問題，因此錯失正確治療的先機。原本西醫的研究便很少會橫跨心臟外科與牙科，更別說整合到腸胃消化功能，因此很難達成統合治療。據報載，臺灣有近一百八十萬慢性病患每個月要拿五種藥以上，有些病患甚至一個月就要回診六個科目，總計每月要拿近三十種藥，這是非常嚴重的醫藥資源浪費，更容易忽略重複給藥與藥物交互作用的危險性。隨著社會高齡化，許多高齡朋友後半輩子每個月幾乎都是耗時在往返醫院看一堆慢性病、拿處方箋，說是藥吃得比飯多，一點也不誇張。媒體三天兩頭高喊「降血壓、降血糖藥不必吃一輩子」，但實際在門診，哪次不是醫師加護理師團團圍住病家耳提面命「要吃一輩子，千萬不能停」？讓西醫來照顧高齡朋友的健康，明眼人一看就曉得，極不科學，效率極低。反觀中醫不分科，病家全身的狀況都是由中醫師一人來獨立完成照顧。中醫能夠以最少的醫療資源，完美統合關照病家全身所有不適與疾病的獨門優勢，更為人性，也更為先進、更為科學。

在現代醫學的認知中，心臟很重要，但是《傷寒雜病論》通篇對心臟隻字未提，甚至等同現代表述心臟的「心包」，也沒出現。其實，依照《傷寒雜病論》關於「胃氣」的各項論述以及比對「心下」的諸條文，我們可以明白：《傷寒雜病論》提到的「心下」，正是包含解剖上的：脾臟、胃、心臟。中醫所談的「心」，不是解剖學上的「心臟」。在我們重新認識「心下」的概念，認知到脾臟、胃、心臟彼此之間在功能上的緊密關聯性，以及牙齦也是胃的監控區這件事後，從發現牙齦的變化而警覺心臟可能也有問題，就一點不困難了。

把脾與胃照顧好，就是我們保健心臟的第一道關卡，而這也是由我首創並力說不斷的：「胃是心臟的門關」，這句話的來由。

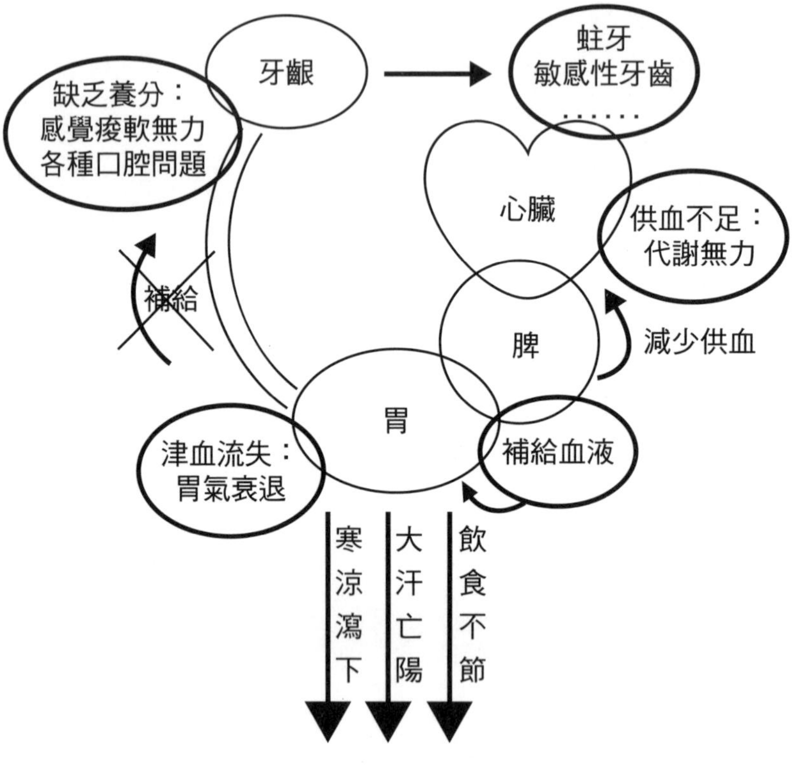

中醫本於「整體論」（Holism），串連身體多種臟器以及功能，大幅超越解剖所能夠理解的範圍。因此可以見微知著，有系統的調理全身所有健康問題。

第三章

神奇的太極米漿粥

1. 為什麼喝太極米漿粥能提升胃氣

「太極米漿粥」是我高度概括自《傷寒雜病論》的條文內容，全新獨創的飲食調理養生辦法。他不具療效，因為他本來就不是藥方，遠遠超越「療效」的小小框架，而且太極米漿粥承接於古經方中醫在生理、醫理、藥理、病理的系統化知識表述，具有普遍性，更經得起反覆驗證，完全符合「科學」定義，方便家常煮食與飲用，合於良善的人性，因此更臻於藝術。

安穀者過期，不安穀者不及期

中華文化悠久，飲食同樣博大精深，食粥養生的記載不絕。南宋陸游作《食粥》詩：「世人個個學長年，不悟長年在目前。我得宛丘平易法，只將食粥致神仙。」身處南宋動蕩之世仍得高壽八十五。詩中的宛丘為北宋張耒，字文潛，世稱宛丘先生，與黃庭堅、秦觀、晁補之齊名，均為蘇軾門生，蘇軾自封「蘇門四學士」。張耒在「《粥記》贈潘邠老」一文說道：「張安道每晨起，食粥一大碗，空腹胃虛，穀氣便作，所補不細，又極柔膩，與臟腑相得，最為飲食之良妙。」又言：「今勸人每日食粥，以為養生之要，必大笑。大抵養性命，求安樂，亦無深遠難知之事，正在寢食之間耳。」他的老師蘇東坡也有文：「夜坐飢甚，吳子野勸食白粥，云能推陳致新，利膈養胃。」此即「推陳致新」成語由來。與張耒同朝的費袞本來見此文後斥為可笑：一碗白粥能有什麼了不起？但見了《史記》有名醫「太倉公」淳于意，也就是上書救父的淳于緹縈的爸爸，相關記載：倉公原本判斷病重的陽虛侯宰相趙章應在五日後死，但竟至十日才死，推斷這是因為趙章平素愛喝粥，胃中津液較盛的關係，倉公的醫學老師，公乘陽慶評論「安穀者過期，不安穀者不及期」，也就是「多納受穀類的人可以延壽，反之則會夭壽」，加上蘇軾前述的文句，費袞因此改觀，親身嘗試，果然感到妙不可言。公乘陽慶與倉公都出現在《傷寒雜病論》序中，是仲景推崇的當代名醫；張安道是北宋名相，享壽八十五，素與蘇軾交好，也是喜歡研究養生之道的同好。果然如老子言：「下士聞道，大笑之。」世人都知曉平易中見偉大、寧靜以致遠之理，但自古聖賢還是多寂寞，見庖丁解牛而能悟得養生主者，幾稀。

仲景所著「桂林古本」《傷寒雜病論》，多次提及用粥，也多次用粳米為藥材，或將粥品做為治療過程中的輔助。例如，在「桂枝湯」的用法中提到「服已須臾，啜熱稀粥一升餘，以助藥力。（喝一碗約三百毫升的熱粥，幫助藥力運行）」（〈辨太陽病脈證並治上．六．一三〉）由此可知仲景不只在藥方上的進退有其用心，在日常飲食對於身體功能的影響力，特別當身有疾患的時候，更加格外留意。

另外在《傷寒雜病論》中「十棗湯」的用法提及「得快下利後，糜粥自養。」（〈辨太陽病脈證並治下．八．三一〉）意即，胃氣較弱之人，藥方雖然可順降胃氣，但也可能因此造成太過而腹瀉的狀況（〈辨太陰病脈證並治·一〇·一八〉）。要調和胃氣，又不令太過，仲景特別請病家在病證解後，需要「糜粥自養」。「糜」字在東漢劉熙《釋名》中定義為「煮米使糜爛也。」強調這是一種米要煮化到爛的粥。而「粥」字是「濯於糜粥粥然也。」表示這是從煮化到爛的米上沖刷下來，有一定濃稠度與流動性的液體，也就是：並非把飯煮爛成糜就行，而是要有大量的粥液。同樣的，「漿」是「將也，飲之寒溫多少與體相將順也。」表示這是一種喝了能與身體功能調和順從的飲品。前述提及仲景用桂枝湯時要飲「熱稀粥」，「稀」表示要去掉含米粒的「稠」的部分，只要流質的「粥」，而我定名「太極米漿粥」，正合「以粳米煮成對人體最溫順的粥液」之本意，符合漢代用字語感。「粥」在小篆寫作「鬻（音同玉）」，底下的「鬲（音同力）」是燒水煮粥的炊具，兩側的「弓」原本是兩道曲線，代表由底下的炊具到上頭都有旺盛的水汽升騰，證明了「粥」不單是「大量清水煮白米」而已，更需要達到「煮化米粒與水充分交融而成為有一定流動性的泔糜粥液」的標準。

中華飲食文化淵遠流長，泔糜、粥、稀飯，名稱不一，原本就是包含了水量、米量、煮化程度等各有不同的料理形態，有些甚至喝了對胃氣有損傷，萬萬不可混為一談。仲景未嘗將熱稀粥做明確定性與定量描述，故一千八百年後，由我紫林齋主首開研究，拋磚引玉，援古文而以現代表述界定出能夠真實達成「以助藥力」、「自養」的粥品，不單在養生、療疾上無粥能出其右，足堪「太極」之名，如同我以英語名之「Premium Congee Essence」，滴滴精華，最能養人，更期藉此「恢復古經方中醫本來面目」，為延續我優良中華文化略盡棉薄力。

胃氣的維持有賴於主食的食用量

「主食」之所以稱主食，就因為能三餐都做「主」要「食」材，沒有其他食材可以取代，與其他食材配比必須嚴守分際，更不可短少。就因為主食可提供「容得下」、「化得消」、「睡得沉」的胃氣三力，主從分明，根強而葉茂，也因此讓飲食的文化得以更加深邃與多樣。

天生萬物皆有溫、涼、寒、熱等屬性，食材和藥材的物性各有偏向，唯獨粳米是主食之中最沒有明顯偏向的素材。正因為粳米能平順的發揮補正而不偏的作用，故能經年累月作為人們的主食食用。這種屬性影響上不偏不倚的「零」，並非沒有作用，而是粳米有如《道德經》所說的「上善若水」般，在我們的體內以最「溫順」的方式大量增加胃中的津液，促進胃氣恢復應有的功能。同於粳米，我們常用的禾本科植物的種子，還有秈米、糯米、小麥、小米、薏仁等，也多半是各為一方水土中的主食。這些主食在身體的作用點同樣在胃，氣味較甘。雖然並非每一種的物性都如粳米一般不偏，但是對補益脾胃也都有不等的幫助。

再如甘蔗，同樣屬禾本科，用的雖然是莖，但在經過取汁、熬煮，以炮製而矯其物性後，結晶成蔗糖，也能成為益助脾胃、中焦非常好的調味食材，適合我們常用、多用。至於竹，亦屬禾本科，雖然其物性的偏性較強，不堪做為主食，但精選其局部取之，仍然是《傷寒雜病論》之中可以救急、矯偏的藥材之一，亦受重用。

2. 稻米品種的講究：粳米究竟是什麼米？

《傷寒雜病論》中，「白虎湯＊」、「桃花湯＊」、「竹葉石膏湯＊」等藥方都用了「粳米」這味藥材。像是白虎湯中，我評論該方為「正合清、涼、利、甘四性」。下面就是我對於「粳米究竟是什麼米？」的研究結論。

粳米（Japonica rice）佔全球總稻米生產量約兩成，栽種地區主要集中在日本、韓國，中國的東北、華北、華南一代。受到東亞米食文化西傳的影響，在美國西部加州以日本的「越光米」品種為主，也有一定規模的栽種。全球其餘地區的稻米，則有約八成的比例都是秈米（Indica rice），遍及東南亞、歐洲等處。在中華文化「藥食同源」的觀念中，粳米不僅能做為民生主食，更是活命藥材，可謂獨步全球的特色。

根據我的研究以及全球朋友的經驗回報，秈米、粳米以及臺灣獨有的「蓬萊米」，以同樣的手法熬煮太極米漿粥，的確只有產自日本的粳米可以令米粒充分化出泔糜，中國東北、華北、華南的粳米，筋性較差，粥體鬆散，品相略低。蓬萊米雖然能化出泔糜，但筋性更有不足，煮飯做為日常主食雖然沒有問題，但要熬太極米漿粥，也僅一小部分的品種勉強可權充，當然，還是不夠理想。至於來自其他各產地的秈米，能夠產出的泔糜量實在有限，黏稠度明顯不足，實在不堪用，更有喝了反而傷胃的問題。可見品種的講究是絕對有其必要的。

＊【白虎湯方】知母六兩，石膏一斤（碎），甘草二兩（炙），粳米六合。
【桃花湯方】赤石脂一斤（一半全用，一半篩末），乾薑一兩，粳米一升。
【竹葉石膏湯方】竹葉兩把，粳米半升，半夏半升（洗），石膏一斤，人參三兩，麥門冬一升，甘草二兩（炙）。

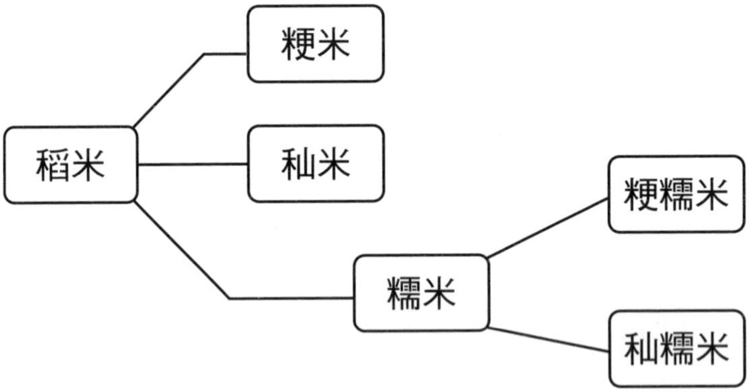

古人說「粳乃稻之總名」並不正確，那是華中地區人士的看法。臺灣位於粳、秈產地分布的交界線上，才能一窺稻米品種的全貌。

由前面的簡圖可以理解：統稱為「稻」的物種，先是主要劃分出「粳」與「秈」兩大品種，然後才是在其下各附帶了一種亞種的「糯」，因此，依米粒的長或短，圓或瘦等外觀形態，有次一級的「粳糯米」（圓糯米）及「秈糯米」（長糯米）之分。像名列在《傷寒雜病論》做藥材之用的「飴糖」（或稱「膠飴」），就是今日所稱之「麥芽糖」，其主要的製作材料之一就是「粳糯米」。

稻米依種植條件不同，又有「水稻」與「旱稻」之分。但就生物學來說，兩者只在生長環境有別，應是受適應自然環境而馴化的影響，並非原生物種就有性質不同。稻可以生長在濕地，有的品種甚至水深及腰也不怕。像是《傷寒雜病論》常用的「澤瀉」，《神農本草經》謂之「養五臟……消水」、「能行水上」，生長環境同樣在濕氣重的沼澤地區，功效為排除身體邪水。水稻不畏濕氣，還能從其中升提陽氣，令養分上行而生長，所以能「除濕」、「排濕」、「化濕」，結出稻穗來儲存養分津液。簡單說來：粳米來自水田或旱作，其實並不重要。也因為稻米耕地可旱可濕，更彰顯稻米其能「雙向調節」的物性。

至於全世界僅臺灣獨有生產的「蓬萊米」，為日治時代由日本人在臺灣改良出來的米種。起因為：日本人自古以來的主食為粳米，但是開始治臺後，發現亞熱帶氣候的臺灣只能種出秈米，名之為「在來米」。日人吃不慣秈米，臺灣又種不出粳米，所以進行雜交育種，誕生蓬萊米，略有粳米的食感，兼能適應臺灣的水土。附帶一提：「在來」一詞是日語，有「以往、固有」之意，意謂原來的、舊有的。在來米與蓬萊米皆為日人命名，顧名思義，即如字面所示：「原生於臺灣」以及「新生於蓬萊寶島」的實況。

就生物學而言，稻米只分粳米與秈米，蓬萊米不是獨立的物種，只是在品種改良所衍生的各種雜交混種中，有略偏秈或較偏粳之別而已。除了像中國華南的雲南等地可見粳稻與秈稻混合栽種的情形，若依粳稻的物性與生長環境特徵的要求，臺灣無法種出粳米，就算偶見少量栽種，品相絕對不可能與日產的齊肩，也不可能達到量產的程度，更不足以進行商業販售，朋友在選購時，請千萬留意，不要受到誤導而錯認了。

故，綜合各項分析，我的結論是：當今生物學所定義之粳米，即是東漢《傷寒雜病論》之藥用粳米，而又以產自日本的，品相為最佳。

3. 對食用「太極米漿粥」的誤解

「正確做」是非常重要的事情。基於世人對於太極米漿粥的誤解甚多，而其誤解的結果又可能會危害到健康，甚至疏遠此一養生好物，所以在此對於一些常見的誤解做出說明。

太極米漿粥並非醫療，是「家常飲食」

太極米漿粥的組成很簡單，很家常，「粳米」與「清水」兩樣而已，我所謂的「清水煮大米」是也，也因此我從來就不曾宣稱「太極米漿粥」具有「療效」，就像我們常聽到賣胡蘿蔔的人說「多吃胡蘿蔔對眼睛有好處」，我們也不會糊塗到因此把賣胡蘿蔔的人當成賣藥的人，說他是「宣稱商品具有療效」而抓起來處罰，把胡蘿蔔當成偽藥來法辦，是吧？吃藥才講對證，對證了才能評論療效。太極米漿粥是如此沒有偏性的料理，人人都可吃，沒有禁忌，無證可對，當然更無從評論療效。硬指太極米漿粥有「療效」之類的瞎扣帽子，那才叫醜化飲食，不符事實，我是萬萬不能接受！

太極米漿粥僅是家常料理，料理本身當然也有必須遵守的一些烹調要件。如果想要吃下他的好處、美味，那就更得要先講究選料、調理方法是否正確。哪一道精緻料理不是如此？我做菜不過講究了點，難道就叫做在「宣稱療效」嗎？

常見對於「食用精白米」的迷思

米、麥這些主食即是「穀類的種子」，而且必須要完成去穀殼、皮層、胚芽的精製過程。以物性來看，種子生於枝頭高端，落土生根而播種繁衍，這種「往下走」的天生傾向，稱之為「下行」，也是「以形補形」，協助加強把氣血往身體下部送的力道。種子的原始結構越完整，下行的力道越強，所以必須精製，藉破壞結構來減少下行力道，才符合胃氣「緩降」的需求。又好比在《傷寒雜病論》使用大棗的方劑，一律皆使用破開並去籽的紅棗，就是意欲以去除部分結構來強化大棗「補中」的性質。在概念上，等於就是大棗的「精白米」化了。

古代從沒聽說有人吃「胚芽米」，因為這種刻意留下胚芽的精米技術直到近世才出現，古人根本不可能吃過。根據考古資料，中國在春秋末期已能夠碾製穀類，懂得吃精白米、小麥粉，甚至有應用水車精米的記載。屈原《離騷》曰：「巫咸將夕降兮，懷椒糈（音同許）而要之。」唐代司馬貞《史記索隱》云：「糈者，卜求神之米也。」即是祭祀神用的精米。至西漢，大量精米的工藝與器具已經相當成熟，不止能供應少量的祭神或貴族之用，更足以量產販售。依文獻與出土文物顯示，我認為，中國人早在東周就曉得精白米好吃，此一好物可以祭神，而至東漢末年，普羅大眾都能吃得起精白米，更足堪仲景入藥，也是「精白米化家常」的佐證之一。這一吃，最少就是一千八百年。就此回看現代各種認為精白米吃多了對健康不好的說法，實在站不住腳，嚴重悖離事實，毫無科學根據，全不可信。

帶胚芽，甚至帶殼的種子，與落土時的結構越接近，也就是物性越偏下行，自然不合於我們講求主食要能夠「居中」的特質。即使帶胚芽、帶殼的種子或許營養成分相對較高，但也表示這些養分越不容易保留在脾胃裡。所以若就中藥炮製的觀點來說，現下強調主食「粗食」、「要把整顆穀粒都吃下去，營養才完整」的飲食概念，與主食的物性訴求背道而馳，自然也無法通用於一般家常飲食中。

常見對於「喝粥」的迷思

當年初學中醫之時，便曾經用一碗熱清粥，讓從日本來臺灣訪問卻患了重感冒的漫畫家老師迅速恢復元氣，漫畫家老師更將這神奇體驗在他的訪臺記行作品情節中添上一筆。自研中醫以來二十年，我更是一再的深深體驗太極米漿粥對補養身體有多麼重要。

有的人說孩子喝了粥，產生「沒胃口」、「肚子脹大」、「夜晚驚醒」的問題。有的人說病人才適合喝粥，又說有的病證喝粥會「胃寒」、「腎寒」。有的人說喝粥對胃不好，有胃潰瘍或胃食道逆流問題的人不適合，甚至說喝粥會引發血糖劇烈波動，糖尿病患者絕不能喝粥。究竟何者為是？其實我們可以發現，無論外頭館子吃的，或朋友分享自己煮的，有大半都是「開水泡飯」等級的稀飯而已，絕非由我嚴謹定義熬製成的太極米漿粥。以我實踐「每天晨起飲用三至四百毫升太極米漿粥」這件事情在我自己及孩子身上二十年的經驗，我的兩個孩子一直胃口很好，絕少感冒，小腹平坦，牙齦不露，能吃能睡。比起一般長年吃下許多複雜副食品與配方奶的孩子，肌肉有彈性，骨質紮實，目光有神。而在網友的分享中，有更多的孩子因為堅持吃太極米漿粥，把腸胃的問題調理好了，患感冒的機會也少了許多。甚至，許多長年胃不舒服，血糖、血壓不對勁的朋友們回饋，在「堅持喝太極米漿粥一段時間」之後，問題改善了。太極米漿粥不分體質、不分年齡，百分之百對全人類都好的這鐵一般的事實，不容絲毫詆毀，絕無例外。很簡單的道理：豈有人會因為胃氣提升了，而受「變得更健康」之害？太極米漿粥養胃氣、護陽氣，鉅細靡遺。若無此實力，焉得稱「太極」？

我曾經故意在標準的太極米漿粥中拌入一些清水，直接喝下，結果立刻感到口中微微泛酸。如果有人喝了粥會覺得泛胃酸、消化不良，那麼，請先看看喝下去的是粥，還是「開水泡飯」？或是用了不對的爐、鍋、米、水煮出來的「亂煮粥」？

常見對於「食用澱粉」的迷思

先說結論：如前述，若把吃精白米主食貶抑劣化成區區澱粉質，一千八百年下來，中國人早死絕光了，哪來今天全球人口超過一半以米飯為主食的規模，給只躲在實驗室裡頭草草做了幾年的鍵盤研究說三道四？甚至見過有所謂營養師斷言：「太極米漿粥只是澱粉糊化成的葡萄糖而已」，無特別之處。試問：去藥房買一堆葡萄糖水來當太極米漿粥喝，比對一下，也能吃出一樣的感受嗎？當然絕無可能。由此可見營養學立論於還原論、唯物論的學說，從哲學觀的根本上就是大錯，輕輕鬆鬆隨手就能證偽。不合事實，不符科學，沒有邏輯，想當然爾，所謂「營養師說法」更沒有能力對人應該吃什麼才健康多加置喙。故吾人當知：論述「正確」與否，並非基於「證照」、「來頭」，而在「合於事實」此一科學定義。

我再舉個例子：古代認為「糖尿病」是一種富貴人家才會出現的疾病，但我認為，實因所謂的富貴人家長期覺得白米飯不珍稀，於是少吃，而在長期少吃白米飯的偏向下造成的飲食失衡，影響脾胃把養分保留在內臟的能力，並非現代營養觀念認為的「營養過剩」。換句話說，營養再好的食材，若是沒有搭配食用足量的主食，將無法調和各種食材的偏性，難以化消、吸收，長期下來更可能造成身體代謝上的負擔。脾胃之氣久年過耗而衰竭，血糖不能藏納於臟腑而外流到血液中，表象上是血糖升高，病因實是我所謂的「脾衰竭」。少吃米飯後，能產生血糖的養分因攝取量減少，沒進自然沒得出，流失量看似也隨之減少，但內臟虛損的病灶不變，長久下來，臟腑更缺乏養分，虛損更重，依照五行生克秩序，以及仲景「上工治未病」的論述，脾能克腎，接著將進一步引發眾所周知的腎衰竭。所以，與其高喊限制澱粉質攝取量，不如深入了解為什麼我們的身體無法將津液養分儲存於內臟，導致出現外流至血液的問題。順道一提，我認為其他許多類似的所謂慢性病現象，像是「膽固醇過高」等，與其用「身體產生過剩」來解釋，倒不如用「身體雖然適量的產生，但是卻未被充分收藏於臟腑中而外流至血液裡」來看待，可能更合於事實。

多吃來自稻穀種子的粳米，或是同樣富含澱粉質的馬鈴薯、地瓜，就物性來說，一是種子，能由上而下，一是根莖，能由下而上，對於身體的影響定是截然不同。這再一次說明了：依據本於整體觀的物性理解，我們談以形補形，就能明白不同的食材對身體自然有不同的效應。若用採唯物論、還原論為基礎的「澱粉質」、「葡萄糖」來歸類，明確違反事實與科學，「言巧似是，其理實違」。甚至我要說：憑空揑造出來的綜合維他命丸，不屬於自然界裡的物種，他既不是種子，又不是根莖，你說他應該要往上走，還是要往下行呢？這類物性混亂的東西，還有像是配方奶、人工化合或高度萃取的香料與色素等等，又能對人體產生多少好處？

4. 保健與多吃白米的關聯

白米既是主食，也能做藥材來解決煩熱不止的病證，我們可知：胃中津液不足，必會造成胃氣無法涵養氣血；只需回填足量津液，胃氣恢復正常，並不需要對胃施用苦寒泄下的藥材來壓抑機能。又如「甘草小麥大棗湯*」之中使用去穀殼的小麥粒，治療精神狀態不穩定的病證。可見：穀類主食對脾胃津液的補充有功，更能安心寧神，達到全面性「穩定生理功能」的效果。結合前述的「大質量分散能量」原則，與胃氣三力「容得下」、「化得消」、「睡得沉」，由此可知：無論是精神或肉體上的問題，從調養胃氣入手，非常重要。世人自以為的「上火」

情形，其具體內容多為「胃中津液」不足而已。附帶一提：去穀殼的小麥磨粉才能做麵團，拉展出筋，如同身體筋膜般，能雙向調節氣血，現代卻常見使用所謂「浮小麥」，只用發育不良的小麥，麥粒空虛，成不了筋，故沒有筋膜的形，當然不能以形補形，無法產生以腠理的作用調和榮衛而降心火的功效，可以證實這是誤用。所有用上浮小麥的飲食或方劑，請朋友們都務必小心才好。

我們常見媒體報導許多減肥奇招，有喝咖啡的，有喝檸檬汁的，有不吃油的，有不吃肉的，更多，是不吃飯的。依據聯合國糧食及農業組織（Food and Agriculture Organization，FAO）公元二〇二二年公布的資料，亞洲白米消費量最大的五個國家為：孟加拉、寮國、柬埔寨、越南、印尼，參照聯合國世界衛生組織（World Health Organization，WHO）於公元二〇一六年的全球統計，被認為是肥胖，也就是身體質量指數（Body Mass Index，BMI）超過二十五的人口比例，依序是百分之二十、二十五、二十二、十八、二十八。越南的白米每年人均消費量約一百四十二公斤，其他各國也都在一百四十公斤以上，孟加拉更高達一百七十六公斤以上。一百四十公斤白米，相當於一天用約三百八十克的白米，若換成米飯則達八百克上下。

反觀臺灣人，依據衛生福利部國民健康署公布於公元二〇一七至二〇年所調查的資料，十九歲以上人口身體質量指數超過二十四的比例高於五成，又依據農業部農糧署於公元二〇二二年的資料顯示，臺灣每年的白米人均消費量不到四十三公斤，換算成米飯，一天不到兩百六十克。因此，「米飯吃多了會發胖」、「米飯吃多了會生病」這些完全是謠言，經查證並無任何事實與科學根據，而且恰好是反指標：飯吃得越少，人，越胖！臺灣人可謂亞洲第一胖，也是全亞洲最不愛吃白米飯的人，糖尿病、洗腎的健保支出有增無減，越來越不健康，這才是鐵一般的事實。值得注意的是：臺灣在公元二〇一一年時的白米人均消費量還能略超越日本，現在已經低於日本之下，抗拒白米的衰退幅度驚人，必須嚴正看待。

現今世上各種罕見疾病層出不窮，重症發生率越來越高，但媒體上常傳播的所謂預防和治療的辦法，卻一點也沒效。另外也能看到各種新式營養品的宣傳，推崇各種奇果異蔬以及要價高昂的中藥材，有的來自什麼古老民族，有的來自什麼特殊地域。我認為，許多罕病、重症在近年轉為大量發生，主要的原因之一，是因為我們忘掉了像《傷寒雜病論》等古經方中醫裡頭所側重的「建中」、「理中」的精神。只有以脾胃為後天之氣根本的觀點，才能恢復脾胃中土「致中和」的包容力道。真想要重拾健康，甚至，就算單純只想減重，應該就從多用精白米開始，才最為穩當。

＊【甘草小麥大棗湯方】甘草三兩，小麥一升，大棗十枚（劈）。

5. 為身體帶來好的改變，太極米漿粥救了我

（實例分享——來自紫林中醫全球論壇）

危難時刻顯身手的太極米漿粥

親友看到我發的文〈極品米漿粥〉，紛紛回饋感受，其中一位的親身經歷令我印象特別深刻，原文如下：

「米漿粥關鍵時刻可以救人，信不信由你，反正我信！我舉個親眼見證的實例吧。一個八十六歲老人，平常胃口還行，一餐最少一碗飯，吃什麼都香，卻在十一月十九日因痰堵和氣喘加重，入院治療。

二十日晚上我值班看護老人，半夜後他有煩燥。

二十一日藥物開始出現副作用，老人肚痛難忍，連喝一湯匙水都吐得一塌糊塗。醫生換藥，要求他禁吃食物並進ＩＣＵ，被家屬拒絕。

二十二日中午，家人拿尿壺幫病人盛尿時，可能是弄痛病人，被踢了一腳。

二十三日晚上又輪到我值夜，我帶上太極米漿粥去了。到病房一看，老人家整條舌頭上有一層厚厚的白苔，口乾得似要炸開，卻拒絕喝水。十一時四十分我硬是給他喝了一匙太極米漿粥，每半個小時我就給他一匙太極米漿粥，直到淩晨三點四十分他自己要求喝開水，我趁機給他喝了一碗太極米漿粥，還不夠，又喝了半碗開水。早上六點多家人又送來太極米漿粥繼續喝，中午我又帶太極米漿粥看他，病人整個活過來了，白舌苔全跑了，胃口好轉。」

我分享案例，是希望能幫助到有緣人、有愛心有孝心的人，用行動好好地愛自已愛家人，非常感謝親友的分享！耳聞那位老人家住院、收到幾次病危通知、無恙出院的事情，不禁為親友的智慧和膽識所感動。這就是因為他在日常飲食中真切感受到太極米漿粥的好，關鍵的時候才敢無視醫生說病人不能進食的醫囑，大膽對病危病人使用太極米漿粥。而太極米漿粥沒有令他失望，病人喝了之後轉危為安，真是救命的太極米漿粥啊！感恩親人這麼多年來相信我的推薦，長期食用太極米漿粥，在照顧好自己的同時，還救了親人一命，這就是緣分，就是福報呀！

紫林先生：大家是否也曾聽聞過，親友只是有點不舒服，去醫院做個檢查，結果馬上被安排住院、投藥、開刀，然後病情急轉直下，送入加護病房，沒多久就轉變成或是終生癱瘓或是離世的例子呢？明明原來人還好好的，能吃能睡，怎麼一下子就被「治療」成性命垂危，甚至死亡了呢？這不是要大家忌諱求醫，而是我們要明白：身體怎麼樣的變化才叫做「好轉」。在本例中，凌晨三點開始能喝水，正是我在《六經流轉時辰圖》中指出的少陽時段開始，所以「朝則人氣始升，病氣衰，故旦慧。」我們談到，胃氣強健，手腳心必然溫暖（〈辨咳嗽水飲黃汗歷節病脈證並治．一四．七四〉）。胃氣三力所謂「容得下」、「化得消」、「睡得沉」，更是無論我們用任何方式治療或保健，都應該會逐漸獲得改善的「絕對」標準。如果這幾項關鍵要點沒有好轉，我敢說，這些號稱能治療或保健的手段，必定會帶來更大的健康危害。因為，胃氣就是人在當下能夠接得上一口氣的至要關鍵。

調理割除盲腸後所喪失的身體機制

努力吃粥已一個月，身體進步的感覺真的很明顯！我的母親七十歲，十年前因為割除盲腸後導致的腹部過硬問題，也因為堅持服食而有明顯的軟化跡象。很感謝老師無私分享寶貴的資訊，才有緣結識這等好物。

紫林先生：無論平時養生或病時療疾，我都強烈建議一定要配合「每天晨起喝太極米漿粥」，這是一道絕不可省略的基本功，也是嚴重關係調養或治療是否能確實生效的必要條件。絕對不可能有任何一種生病的狀況會因為喝了太極米漿粥而發生負面的效果，這一點，我特別歡迎四方大德隨時提出科學驗證來評論。這就好比說，斷然不會有一種必須把胃氣消滅掉才有辦法治得好的疾病一樣，這在根本上違背《內經》所云「有胃氣則生，無胃氣則死」，以及《傷寒雜病論》中「胃氣不足，則手足逆冷」（〈辨咳嗽水飲黃汗歷節病脈證並治．一四．七四〉）、「……手足逆冷者，不治」（〈辨少陰病脈證並治．一一．一五〉）的中醫養生療疾邏輯的根本觀念。我認為，內臟絕對不可以為了治療疾病而割除，這是一種不可逆的永久性傷害，弊遠大於利，狀況只會更壞，不可能更好。只是，若身體已經受到因割除內臟所帶來的傷害，我會建議：我們仍要從調養胃氣開始挽救。提升胃氣，無論碰到什麼樣的問題與變化，仍然有助於維持當下身體狀況的穩定。

溫和無負擔，太極米漿粥也是育兒好物

之一：

我跟一歲寶寶一早起來喝米漿粥為一天的飲食打底，小寶寶一天吃四餐，該

吃就吃該睡就睡，頭好壯壯，米漿粥功不可沒。

紫林先生：我常見到許多媽媽為了育兒很焦慮，老想著「再多做什麼會不會對孩子更好」。我會說，你把這樣最單純、基本的食方給老老實實的做好，堅持每天正確的做下去，你心裡面許許多多的疑惑、身體上大大小小的煩惱，自然就沒了。若是媽媽在產後的幾個小時，甚至幾天內，還無法立即、穩定的提供母乳，但是嬰兒已經有了進食的需求，不妨讓小朋友試著啜飲太極米漿粥。我的女兒就是如此。他出生後的第一口食物，不是母奶，更不是配方奶，而是太極米漿粥。

這對於才剛剛開始自己進食，而消化系統也還不是非常成熟的小朋友來說，會是一種對消化道最溫和，最無負擔，也最能夠讓小朋友開始適應心火與脾胃相互結合運作機轉的良好食物。如果不用一般世間的營養價值的觀念看待，在母乳之外，對於新生兒嬌弱的胃氣來說，太極米漿粥是最佳的候補食物之一。就算在胃氣到了能開始生出乳牙的階段，若要讓胃氣持續穩定成長，太極米漿粥同樣也是非常適合的食物。幼兒的胃氣穩定，身體該有的功能就可以穩定運作。只要不亂吃亂喝什麼營養品、副食品，甚至藥物，自然就不容易發生什麼大問題。太極米漿粥對媽媽、對任何成長階段的寶寶，都好，只有對配方奶、副食品的廠商，對婦產科、小兒科的業績，有極強烈的傷害！太極米漿粥擋了在媒體擁有強大話語權的既得利益者的財路而遭到社會性死亡的不公不義私刑迫害，但我依然是橫眉冷對千夫指，俯首甘為孺子牛，二十年如一日。很多媽媽對於何時該吃什麼副食品感到焦慮，我會說：善用太極米漿粥，我家的孩子從來不吃「配方奶」、「副食品」。

之二：

非常非常感恩紫林老師，之前我家孩子剛上幼稚園時經常生病，頭髮都枯黃了，後來看到老師分享的米漿粥，就靠著這每天早上的一碗米漿粥，慢慢的，孩子的頭髮又變回了烏黑。

紫林先生：「太極米漿粥」就營養成分來看，絕對不是什麼了不起的東西，甚至比起蘋果之類的水果來說更是微不足道。我從小也被狂餵了一堆蘋果之類的食物泥，實在身不由己。但是太極米漿粥能養護胃氣，讓胃腸的運作狀態穩定，所以能讓養分以高效率吸收進體內，在精而不在多。成年人如此，嬰幼兒更是如此。《內經》認為：「腎藏精，其華在髮」太極米漿粥雖然與正式的補血、補腎還有一小段距離，但是，胃氣強健，陽氣能出，五臟調和，腎氣自然就能獲得補養，氣血自能暢旺。不管是想調理身體的什麼功能，都必先強化胃氣，才能從根本獲得改善。

飲太極米漿粥，二便暢通

大約有十年的時間我的排尿量都很少，就算喝大量的水也排不多，只會讓身體腫脹不舒服，後來，我從十一月十六日起開始喝粥，當天就發現自己的尿量變多了，之後每次喝過粥都連續排尿兩次以上。

除此之外，我的排便狀況也改善了。在我半百的歲月有記憶以來，排便總是濕軟不成形，總要三、四天才排便一次，而且還要依靠喝咖啡刺激才能排，但總是排不乾淨，最久一星期以上還排不出。數十年來，我學習各種身心的療法，吃過無數的中西藥，都無法改善排便的功能。直到這幾年我常到大陸，觀察到自己一到大陸二便就順暢，大便也成形排得乾淨，這才警覺到身體的問題很有可能是不適應臺灣濕熱的環境。因此在喝太極米漿粥之前，已打算為了身體的健康今年就到大陸長住了。

剛喝粥時，每次喝完粥就自然想排便，即便還是排軟便，我已經雀躍萬分了。約半個月後慢慢成形，一個月後就不再排軟便了，馬桶也不必刷洗了。現在，早晨喝完粥就自然有便意，便便像香蕉一樣哪，我每天都感恩自己的排泄系統。喝粥的第一個月，口中瀰漫著酸味，每次喝完粥，口中酸得像喝醋，大拇指的月牙出現了，我都忘記手指會有月牙這檔事了，呵呵呵。第二個月起喝完粥口中覺得澀，皮膚變得很乾燥，手指的指甲邊開始脫皮，喝粥的過程伴隨著種種的反應，我一概耐心的陪伴自己，我相信太極米漿粥是天然無添加的食品，我願意給自己的身體一個機會，讓自己得到療癒。

紫林先生：排尿、排大便，是人體非常重要而複雜的兩種代謝機制。這不只是局部括約肌的作用而已，就中醫的觀點來看，更代表了全身上下多種系統裡頭的氣與血的機能，可以達到一定程度的調和。而這麼複雜的多種機能得以調和，自然就屬胃氣的功勞最大。

根據衛生福利部中央健康保險署的資料，臺灣人健保給付第三高用量的就是治療便秘藥，比降血壓藥還多，但也傳出市佔高達九成以上的處方瀉藥療效不合格，更不提有許多人常年使用一堆明示、暗示有幫助便排效果的「保健食品」、「秘方」，或見到西醫「專家」們三天兩頭在媒體上放話如何幫助排便正常，像是「蔬果五七九」，又是助消化，又是助排便，又是膳食纖維（其實白米裡面就有）以及營養素（白米裡面也有），其內容是否可信，一望便知，更不乏有「專家」說「一天三次到三天一次都算正常」，把一堆異常都併入正常裡頭和稀泥。如果是標準指出問題，那就把標準鏟除，如此一來就看不出問題了。許多人深信保健身體得靠「特殊的撇步」，但是太極米漿粥只用到人人家裡都有清水與白米啊！這是要怎麼包裝成「救苦救難玄天下凡普渡眾生絕世無上神器」呢？清水煮大米，太家常了啊！

有些「食品」或「保健品」具有強刺激，讓人吃了腹瀉，有的朋友認為「腹瀉總比便祕好」而不以為意。但在中醫的觀念，腹瀉不只是消化有問題，還能嚴重傷害身體內臟的機能，更能危及生命。我在過去的文章中談到這個觀念，結果被一個「合法上市」的飲料品牌要求撤文，否則這跨國品牌的強大律師團要把我告上法庭。我當然是把文章撤了，但是這種「合法食品」必然要傷人的事實能夠改變嗎？你的「商譽」、「商機」會比大眾的生命與健康還要重要嗎？這類已經被美國食品藥物管理局警告禁止宣稱療效的商品究竟真相如何，我就不用多說了。

強刺激雖然能暫時提升功能，但是因身體的養分不夠，一、兩次見效，後繼反而更無力。好比我們沖馬桶，按下按鈕的確能夠引出大水流來沖洗，但如果水箱進水的功能有問題，水箱填不滿，想再沖水，即便怎麼按鈕也沒有反應。中醫觀念的治療與保健，就像天上下雨，在地上成河，匯聚成海，蒸散上天，凝結成雲，雲集成雨，無終無始，如《道德經》所言：「獨立而不改，周行而不殆。」又如太極拳宗師王宗岳在《十三勢行功心解》說：「往復須有摺疊」，太極米漿粥能持續讓身體的功能自我調養到正常，補不足，損有餘，並且在正常的起居飲食習慣中很容易維持下去，憑藉的，不過就是五穀為養的本質而已。

脹氣、胃食道逆流不再犯

之一：

我是長年慢性胃炎，消化不良和胃食道逆流患者。空腹時經常會連續打嗝，肚子餓時，感覺煩躁不安。在服用近三個月的米漿粥（幾乎餐餐作為主食）之後，近年每逢空腹就打嗝的症狀竟消失了！胃食道逆流幾乎不再犯了！肚子餓的感覺也變成平和而期待美食的心情。喝了溫熱的米漿粥，就如老師所說的會有幸福滿足的感覺。連帶的，我的落髮狀況明顯減輕、白髮變少、抬頭紋撫平不少、皮膚彈性變好（比膠原蛋白還神）、髮際間經常反覆發作的脂漏性皮膚炎也不藥而癒！下肢經常性的水腫消解（平日本來就有日行萬步的運動習慣還是如此），連經期前的水腫也不再出現，大便開始成條，小便顏色正常（以前喝水量充足但小便顏色很淡）。現在我每天都煮好一大鍋米漿粥，餐間若是提早餓了，就熱一小碗粥喝，很方便又沒負擔。

之二：

女兒靠米漿粥調理腸胃，臭屁、口臭都沒了，原本一年之中反覆發作的霰粒腫，已經九個月沒再出現了，只要見她身體有些小狀況，第一件事情一定是要她多吃粥，這個冬天比去年少生病。米漿粥真的是無敵好啊！

紫林先生：打嗝、脹氣、消化不良，是現代許多人的問題。就像前述提及的「氣餡」，原因就在胃氣虛竭，而「上焦得通，津液得下，胃氣因和」便是一切的解答。至於霰粒腫，依我的見聞經驗，通常都可以靠調理胃氣來處理，不勞眼科。曾經有位朋友突然眼皮上長了麥粒腫，就是俗稱的針眼，但晚上有約會，很煩惱，不知該怎麼辦。我請他到廚房裡找了些隨手可得的材料，調成飲料喝下，解掉胃中濕熱，半天後，麥粒腫就退掉了，晚上見客當然也沒問題。以偏治偏，針對性的調整胃氣，雖然見效快速，但必須見好就收，否則長期、大量的吃，產生另一種偏性，仍會致病。就算是這麼有效的配方，用的也不過是廚房裡的家常食材，一項藥材都沒有。若是長期保養，改善體質，著重的當然還是胃氣的「致中和」了。

調理嬰幼兒厭奶問題

孩子喝米漿粥，奇效！小女快要四個月，厭奶已經一個禮拜，就算餓了五六個小時，也只喝幾口奶就不喝。這兩天給她喝些米漿粥湯汁，分次慢慢餵，一天約一百毫升。第一次喝下去，溢了一大口出來。後來胃口不錯，我持續給她喝一些。今天幾乎快恢復正常食量了。我也嚇了一跳啊！

紫林先生：幼兒的胃氣還很不穩定，常會無預警的出現問題，最讓新手媽媽們驚慌。重點其實還是調理胃氣，若是胃氣順了，氣血、食物都得緩降，就能盡量減少突發狀況的發生。太極米漿粥並沒有刻意治療什麼身體問題，只是讓身體原本的一切功能連貫與調和，所依賴的不過是胃氣的強健，胃中津液的充足。

太極米漿粥是最安全的退火方

老師您好，昨天看了您的許多文章，晚上我也煮了一鍋米漿粥來喝，我是用WMF普通的中型湯鍋，米洗好後就用生水煮米，大火煮開，再轉中火煮一陣子。等米粒都飽滿漲開後，便轉小火保持輕度沸騰，使粥體不至於過稠，順時鐘攪拌（利用廣告時間去執行這些動作），大約煮了將近兩個小時，也差不多到老師照片中的程度，我就先吃了。吃了這粥後，微微發汗，也很清楚的感到口水生津的速效，手掌腳掌是暖和的，而且很自然的有睡意（我是不太容易入睡的體質），不曉得是不是因為脾的津液補足後，緩解了肝熱症狀，整個人感到很放鬆就自然想睡了。這太極米漿粥如此簡單好操作，我總算明白原來粥要這麼細作慢燉，才能真正滋養到身體。相信只要好好照顧到體內津液，也就不需要動輒喝涼茶吃中藥退火了。

紫林先生：太極米漿粥沒有療效，但是吃了之後所帶來的好處，更勝於吃藥、打針。要是太極米漿粥被謬讚為「有療效」，那滿坑滿谷由上億經費、數萬人力，花了十數年實驗才上市的藥品，他們的「療效」該情何以堪？怎麼拉得下面子？他們背後串起的龐大產業鏈又該怎麼活下去？養胃氣，護陽氣，多吃白米飯也同樣有益，這本來就不是什麼可被吹捧為療效的事，是天天飲食作息調理身體的必然。仲景開示的：導引、吐納、針灸、膏摩，以及我加上的：方劑、飲食，都是養生療疾的妙法，不相衝突，多多益善。我更提出了「胃氣三力」供大家可自我體會、驗證。各位一試，便知。

全面應對失眠、糖尿病、高血壓、水腫，令人嘖嘖稱奇

我是個護理老師，經常因為晚上沒有睡意而十分苦惱。當我在二〇一八年接觸到太極米漿粥之後，直覺找到救星了！我幾乎把老師發表在網路的文章都詳讀過，決心身體力行，立馬開始煮起太極米漿粥。當天喝下後，晚上就出現許久未有的睡意，當晚睡得像小孩一樣。已經不曉得多久沒有這種感受，真讓我又驚又

喜。從此之後我天天喝太極米漿粥，睡眠的改善讓我的氣色更好，所以一直以來，我把喝太極米漿粥當作是給身體做保養。

二〇一九年，我來到夏威夷的老人院當志工。經過了護理師與負責人的允許，我開始煮太極米漿粥給老人院裡頭願意接受的長者喝。美國人不是很喜歡喝熱飲，但其中一位菲律賓裔，有糖尿病、高血壓及心臟病的阿嬤，能接受喝太極米漿粥，於是在完全未改變他任何服藥與飲食習慣下，每天補充一杯至兩杯的太極米漿粥後，阿嬤的排尿開始增多，使得原本凹陷性水腫的腳幾乎完全消腫，同時血糖值還下降。這麼明顯的改善，讓照顧他的學生志工也嘖嘖稱奇。

紫林先生：我將「睡得沉」做為「胃氣三力」之一，或許很多人心有不服。不過再仔細想想，多年來，海量的專家們研究睡眠、內分泌、大腦，怎麼就沒辦法清楚解釋出睡眠上的障礙究竟要如何排除，如何避免發生呢？會不會是他們研究的方向根本就有問題？睡眠機制的啟動，關鍵就是依賴心火能透過胃氣往下沉降，透過溫通腠理達到真正放鬆身心的效果。失眠的朋友可能因為精神緊張、時差、容易胡思亂想等，都沒關係，太極米漿粥能調和胃氣，胃氣就能調節這些生理功能。若想要再進一步的「寧神」作用，還可試試「清心滑蛋粥」。充分攝取蛋黃，有助調理神經相關的生理功能。不過，若是因為吃多了人工化合添加物，或咖啡等具有強刺激的飲食，引發胃氣虛損，首先第一步還是要把這些扣分項目給戒乾淨，胃氣才能開始休養。

至於許多朋友都會問及的：「高血壓能不能喝？」、「糖尿病能不能喝？」、「心臟病能不能喝？」、「水腫能不能喝？」我會說，護理師都願意嘗試，甚至連遠在夏威夷的阿嬤都能感受到好處，這全世界跨越兩岸三地五大洲的好物，在我們人人的廚房灶頭上隨手可得，立馬就能實踐，又不要你買什麼十萬馬力的果汁機，為何你不願意試試呢？這不過就是一碗精緻細膩、調理有方的清水煮大米，他是能把人吃壞到哪裡去？有什麼可害怕的？

一兩個人，可能是個案、特例，但是，當許多個案聚集在一起，就成了普遍性的現象。哪一種研究不是這樣從無到有做起來的？一小撮人的「不能治，不關心，不知道」要是成了妨礙眾人求知、求真，追求生命品質的權利的絆腳石，那就真是大開文明倒車了。自己的健康，當然是要自己來主動維護！

持續喝，熟齡女性的婦科問題有解

老師好，我喝米漿粥一個多月了，發現月經量變正常了。我年輕時經期約是四、五天，但這一年來，大概兩天就結束了，而且血色變淡。喝了米漿粥近兩個月，月經來了兩回，量都明顯變多。量變正常，這是米漿粥發生功用嗎？另外，以前我一早醒來總會有眼屎，這近兩個月也沒了。我會繼續喝。特寫此訊息，感謝你的介紹。

紫林先生：一位學員聊到找上我的原因：當年他和太太一直為了不孕的問題而困擾。市面上流傳的各種養生法、飲料、健康食品，全都試了，但一直沒有效果。有一回，他無意間看到我的文章，與太太抱著姑且一試的心態，試上幾個月，沒想到就一舉得子。現在不但已經生了兩個孩子，也都活潑、健康。調理胃氣還能與婦科，甚至不孕問題都有關聯，婦產科醫師肯定要跳腳了！雖然生育一事總有不可抗力的部分，但就盡人事的部分來說，調理胃氣絕對是攸關順利受孕、孕程平穩、產程安泰的重要條件。別再說吃冰沒影響、少吃飯不會怎樣，現代影響生育功能的因素太多，作息、飲食，息息相關，又多又雜。除去各種負面因素後，堅持喝太極米漿粥，由胃氣的調養開始做起，重新恢復身體應有的功能，我認為是一個很好的開始。

月事不調長達十年，喝三個月米漿粥，準了！

老師好。我在二月二十六日開始嘗試太極米漿粥。因為當時煮的成品還不夠稠，所以正式正確的飲用已是二〇一六年的三月初。我從〇六、〇七年開始，月經來的時候不太會有感覺，量超級少，顏色接近深褐色。後來到婦產科抽血檢驗後，醫生說我是多囊性卵巢症候群，以後不容易懷孕，中年後會急遽發胖。哇！上網查了一堆資料，沒想到許多人都有相同的症狀。那段時間是吃黃體素之類的西藥做治療，有吃的時候量會很多，色紅，也會經痛，但沒吃藥就是一點點深褐色的經血，因此我非常依賴藥物。

有一天醫師良心發現，跟我說：「你還年輕，還不急著懷孕，長期吃西藥不是辦法，可以試試中藥調理，等要生的時候再回婦產科用西藥調整也不遲。」於是〇八年，我每週都到中醫診所，雖然已經不記得那時候吃的藥方，但是醫生每次都說我運動不夠啊、課業太操勞啊之類的，所以調不出一次漂亮的月經（我指的是需要用衛生棉的來經量，因為那時都只用護墊就行）。每次快調好了，就又因為作息而打亂了。直到〇九、一〇年我仍持續到中醫求診報到，甚至還去過一、兩次說能把我的身體給調理好的神壇。反正後來也是都沒見效，漸漸的，無論是中醫診所或是那座神壇，我都沒再去了。有一段時間我是完全懶得治療的，反正也樂得輕鬆。

一二年的時候，機緣巧合認識了一位新竹的中醫婦科名醫。開始治療後，第一次發現原來自己的月經是鮮紅色的，感覺這醫師厲害多了，我開始出現需要用到衛生棉的月經量，但是，經血量變多之後，伴隨而來的是下腹悶痛。治療直到一五年，藥方用過少腹逐瘀湯、溫經湯，或是桃紅四物湯加減山藥、蒲公英、菟絲子等等，但因為平常壓力大，仍然很少有需要用到衛生棉的來經，而且都是深褐色的，滴滴答答十多天，只有在寒假暑假會來個幾次紅色的經血，比較像是季經。在一六年年初，我還試了一陣子的蜂王乳。一六年三月，我開始喝太極米漿粥。本來要三、四個月才有一次紅色的經血，在六月、七月、八月時幾乎每個月都來，這麼大幅的改變讓我驚訝。而且來經時下腹悶痛的狀況也比之前吃中藥時不適的程度要輕，月經變得比較順，大概一週內就可以乾淨。同時我也感覺腸胃吸收變好了。感謝老師的太極米漿粥，我的身體真的慢慢得到改善。

紫林先生：這碗太極米漿粥就只是一道料理而已，真的沒有療效，但是能勝過一堆中、西藥，卻也不是誇大，更不是捏造。話說回來，有良心的西醫同樣不建議病人一直吃藥，調理婦科問題還是得找中醫啊！坊間中醫只會從調理肝、腎著手，但是這本要拿中醫師執照前人人必讀的《傷寒雜病論》卻明文開示：調理脾胃，健全胃氣，才是調理婦科一切問題的關鍵。胃氣與津液足，脾系統涵養血的功能隨之提升，全身需要大量用血的生理功能，包含生殖系統，才能正常運作。上述例子的這位朋友很年輕，就學成績很好，但是壓力也大，勞思傷脾，這的確是許多現代女性朋友共同面對的生活型態與難題。甚至就業後，許多女性每個月有一半以上的時間都在長途差旅，作息混亂，更是不利婦科調理。婦女朋友若經常勞思勞心，承擔較大的生活壓力，情志思緒起伏大，都能虛損胃氣，破壞生理節律，可能比經常從事身體勞動的人還不易受孕。年輕人得要每個月靠吃藥來催經，連西醫都看不下去，況且西藥的效果那麼差，根本算是無效。坊間中醫也少有人正確認識生殖內分泌的機轉，自然抓不到病灶，一味的硬把脾裡存量不多的新血強推出來，很傷身。古經方中醫講究「養正祛邪」，因為人體運作的原理是藉「以新代陳」為基礎。先有充足的、優質的養分進來，等比例的老舊廢棄物才得以排出體外。這類不是根據以新代陳，而是強刺激排血的誤治，將導致血虛，問題更大。來經變得有悶痛感，就是治不對證的最好證明。

至於號稱靠哪一尊又哪一尊賜下的神力來治病，那就完全不必提了。假的！業障重啊！如果那種下九流貨色的孤魂野鬼也敢出來裝神弄鬼搞詐騙，像我這樣的凡夫俗子只是讀了《傷寒雜病論》都能曉得熬碗清水煮大米可以讓任何不特定對象的不特定問題都獲得緩解，我的「神力」豈不是足以代替玉皇大帝來狠狠踢爆你九百回？

這不是神力，因為但凡疾病必有病證可辯，隨證就能處方。老天爺在人間留下醫術，就是不要你三天兩頭只因為咳個兩聲就跑去煩他啊！至於《傷寒雜病論》也提到：「師曰：人、脈皆無病，暴發重病、不省人事者，為厲鬼。治之以祝由，能言者可治，不言者死。」（〈平脈法第二‧二‧五九〉）仲景對於生病還是觸犯厲鬼，自有一套科學的邏輯標準來驗證，並非胡說。沒學好醫術，辯不出病證，就不要亂扯什麼「冤親債主病」還是「煞到」、「沖到」，也別胡搞什麼祝由，快去找個真正把醫書讀好的醫生就診吧！

終於看到孩子完整的皮膚，戰勝異位性皮膚炎

患有異位性皮膚炎的兒子，奮鬥六年了，仍然全身搔癢夜不能眠，期間不間斷的吃中藥調理，但效果不明顯。自從開始吃米漿粥，不到一週，搔癢狀況非常明顯的減少，持續吃到現在大約三個月了，幾乎不抓了！米漿粥真的很讚，推！

吃米漿粥前，異位性皮膚炎已經折騰我的孩子六年了，這六年來孩子很少一覺睡到天亮，睡醒後褲子不在身上，原來半夜他都癢到把褲子脫掉，屁股上滿是狠抓的抓痕，傷口好又馬上抓破，關節處也很少看到完好的皮膚。但吃米漿粥後的這三個月，他天天都睡得安穩！最重要的是，幾乎沒看到他在抓了，現在除了四肢關節摸起來粗粗的，其他部位的皮膚幾乎都正常了！好欣慰，電鍋每天工作真是超值得了！

紫林先生：這類的皮膚問題，西醫說是免疫功能問題，坊間的中醫說是「四彎風」或「奶癬」等。但《傷寒雜病論》揭示：「風氣相搏，必成癮疹」、「癢者名曰泄風」（〈平脈法第二．二．一八〉）、「風強則為癮疹，身體為癢，癢者為瀉風，久為痂癩；氣強則為水，難以俯仰，身體洪腫，汗出乃愈。」（〈辨咳嗽水飲黃汗歷節病脈證並治．一四．四六〉）也就是：邪風進入體內，再加上體內的氣弱，兩者強度不相上下而纏鬥。外來的刺激與體內的功能都會觸發神經反應，兩種互異的能量讓神經無法做出單一、正確的反應，造成身體發癢、出疹。要把邪風趕出體外，必定得透過溫通腠理後的「發微汗」才有辦法澈底除去。這一套系統化論述說明了「發癢」、「出疹」、「水腫」等問題的完整病因與治療對策，對出疹適用，對出水痘也適用。只不過，對愛吃冰、喝冷飲、吹冷氣的現代人來說，時時損傷胃氣、陽氣，很難不加重這類皮膚的問題。有人說，不吹冷氣就會又熱又癢，更加難受啊！我會說，這是因為榮衛不諧和，胃氣無法溫通腠理，導致無力發微汗調節體溫。無論是散熱或除風止癢，或是現代認為的感染也好，免疫功能混亂也好，依照醫理，唯有從發微汗著手，才是正解。

米漿粥簡單自然，改善小兒氣喘

老師好，小兒有氣喘，脖子有良性腫瘤，長期在榮總追蹤，即使加重藥量，狀況依舊。在好友的介紹下，我們全家一起每天早晚喝米漿粥，兩天喝一次炙草薑茶，喝了四個月，期間禁生冷冰涼及水果。昨天孩子自己摸脖子，很高興的跟我說：「媽媽，腫瘤不見了！」

不僅如此，孩子早上鼻塞流鼻水的狀況減輕了，氣喘也已經半年沒有大喘發作，另一個一歲四個月的寶寶開始喝粥後，也解決了長期便祕的困擾。

我真心覺得，實行簡單自然的方式就可以擁有健康的身體，是極大的祝福，感謝紫林老師的分享，造福大家。

米漿粥搭炙草薑茶，鼻過敏好七成

我是早期老師的奇摩網站的忠實讀者，因此從那時起就開始嘗試每天早上喝一碗米漿粥。說來也有好幾年了吧，全家長期食用下，個人腸子蠕動改善許多，解大便的情況從過去蹲個老半天又解不乾淨的狀況，變得快速且成形，甚至偶發的鼻過敏也改善了。我先生的蕁麻疹狀況好轉許多，發癢的次數大大減少。兒子則是本來大便乾硬也轉為正常，但他鼻過敏也許太嚴重了，改善較為緩慢，直到得知老師分享「炙草薑茶」，嘗試讓他持續喝了近二個星期後看到了效果，過敏情形至少改善七成呀！手腳也溫暖許多，未來會持續喝下去。女兒比哥哥幸運的是從未服用過西藥，到目前為止連中藥也很少碰，其中原因也是年紀尚小抗拒吃藥，感冒也是喝喝粥而已，恢復得很快，甚至被哥哥傳染感冒時，女兒的症狀也較輕。希望他能克服薑辣，也能喝喝炙草薑茶。老師願無私分享自己的智慧，真的讓不少人受惠，期望有更多人能得到這便利且不昂貴的保養良方，在此也向老師說聲感謝！

血壓、血糖下降，老人味掰掰，愈活愈年輕

紫林老師您好：想和您分享我家喝米漿粥約兩個月的感想。家母七十多歲，本身有高血壓（有在吃藥）和輕微糖尿病（沒有吃藥），而且在喝米漿粥之前她的身體都會散發出怪味道。開始每天早上喝米漿粥約半個月後，發現身體的怪味不見了，而一個多月後去做血糖檢查發現有下降，最近去量血壓也發現降至

一百二十多，整體都在改善。而我一直都有排便不順的狀況。一開始只有早上喝米漿粥，排便沒有改善，但是晚上睡前再多喝一碗，隔天就能排便。雖然品質時好時壞，但是已經連續一個多月每天都有排便，算是很大的進步了。真是謝謝您提供這麼好的方式來養生。

紫林先生：有許多疾病過去被稱為老年病，但近年來媒體卻又改口，說老年病有年輕化趨勢。這只證明一件事：人體功能要正常，就靠調養氣血，胃氣強盛。只要胃氣與氣血暢旺，所謂老年病根本與年齡沒有正相關。我見聞過有七十多歲的婦人每餐能吃得下兩個便當，自己一個人騎著機車到處遊山玩水，玩到開心了才回家休息，天天如此。或者像異位性皮膚炎，所有號稱西醫治好的例子，幾乎都是因為病患年紀還小，忍耐到成長過程中氣血自然增強而自己好起來，所謂的治療實質上根本沒有療效，而且往往是長達十數年，甚至數十年的反反覆覆，很折磨人。胃氣好，老年生活沒煩惱，胃氣不好，就算少年也發愁。

胃氣是調氣血的最重要關鍵，任何治療法都不能把養胃氣的思想排除在外。家常飲用太極米漿粥並不是要大家藉此逃避治療，而是要請朋友們明白「五穀為養」這鐵一般的事實。縱使像異位性皮膚炎般難纏的疾病，就病理來看，還關聯到腎系統的氣血有嚴重的虛損，但是，就算要治腎，仍需要同時仰賴胃氣的暢旺、穩定。若是病況較輕的朋友，胃氣調養得宜，便有機會很快轉好。又或者像腫瘤，我說這是「心病」，起因於心火不能周行全身。但胃氣又恰恰是令全身組織與心火結合的重要關鍵。胃氣上來了，心火能貫通腫瘤，腫瘤當然自行消退。就如我一再強調的，太極米漿粥確實沒有療效，但是，所有的治療若想有更好的效果，非借助於胃氣的強盛不可，而家常中最簡、便、廉、效的養胃氣、護陽氣辦法，便是太極米漿粥了。

第四章

太極米漿粥的製作方法

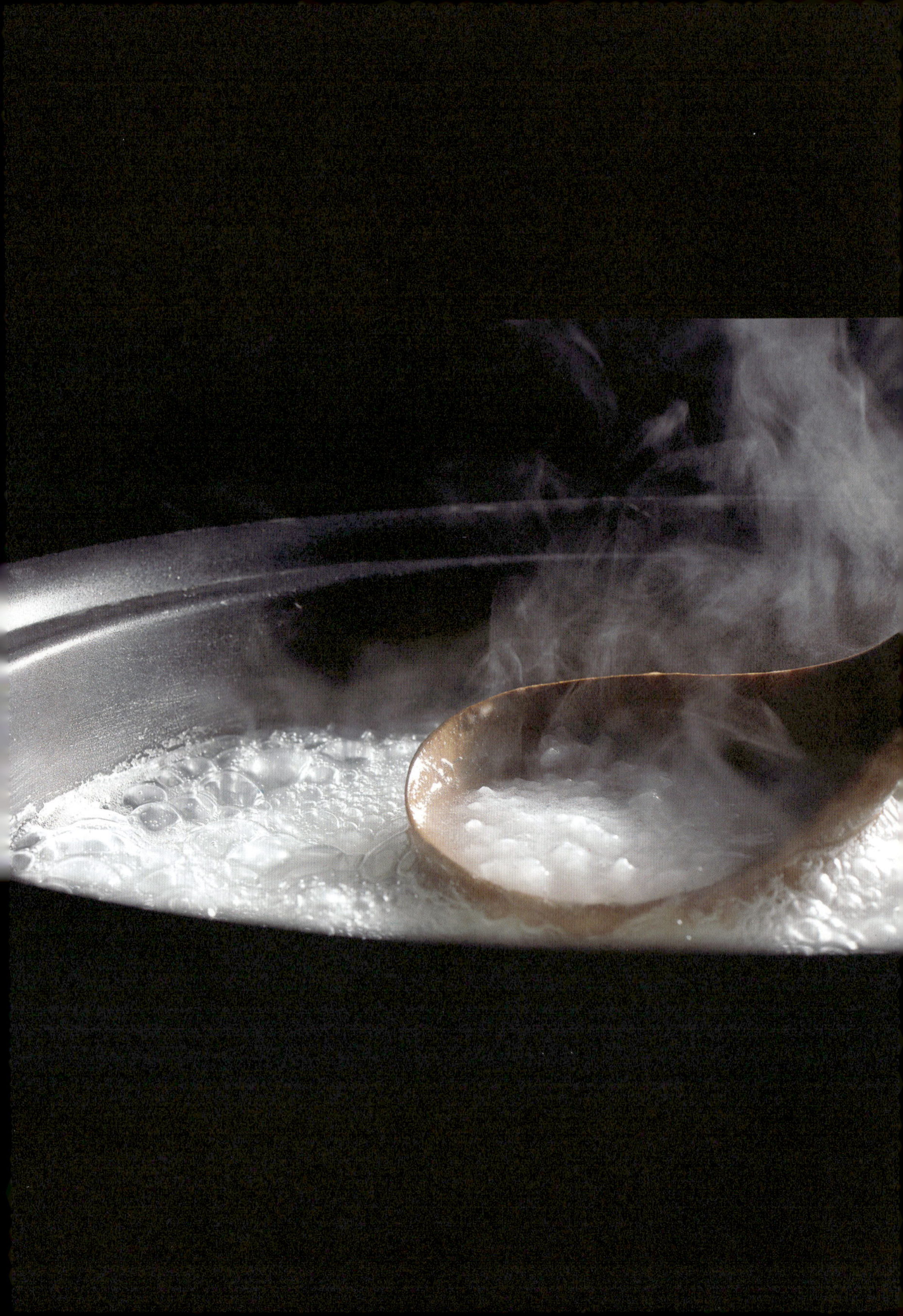

1. 太極米漿粥的煮法

根據前述的定義，太極米漿粥的精要在於「泔糜」，而熬煮出最理想泔糜的方法，我定義為：將精白粳米（Oryza sativa subsp. japonica）洗淨後，與其二十倍體積的清水一同以家用鍋具、爐具，經大火煮開，煮至沸騰後將火力轉小，微開蓋，令其維持在連續微沸騰狀態下保持加熱，前後共經約兩個半小時，將鍋中粥液均勻攪拌，促進米粒充分化消後，關火並過濾之，可得不含米渣，合原清水體積約七成左右之稠滑粥液，此即「太極米漿粥」。以下介紹兩種我認為比較能穩妥熬出泔糜的方法。

標準煮法（一）

材料

一、精白粳米：兩百毫升（約一杯）

二、清水：四千毫升

步驟

一、將粳米洗淨後，水與米同時入鍋。

二、將水煮至大滾之後，轉中小火，在維持連續微沸騰的狀態下持續加熱，期間需要留意米粒不可沉底焦鍋，視需要適度輕輕攪拌。

三、約經過兩個半小時，此時鍋中的米粒應該已經煮化得幾乎沒有完整的米粒模樣。經過去米渣最後可得約兩千五百毫升上下的粥液。粥成。

說明

一、水請一次放足。如果要煮更大量的粥，就請用足夠大的鍋。熬煮過程中不可額外添水，否則將導致沸騰的狀態中斷，影響米粒化開的效果。同樣的，也不可有任何停火、換鍋等，同樣導致沸騰中斷的動作。

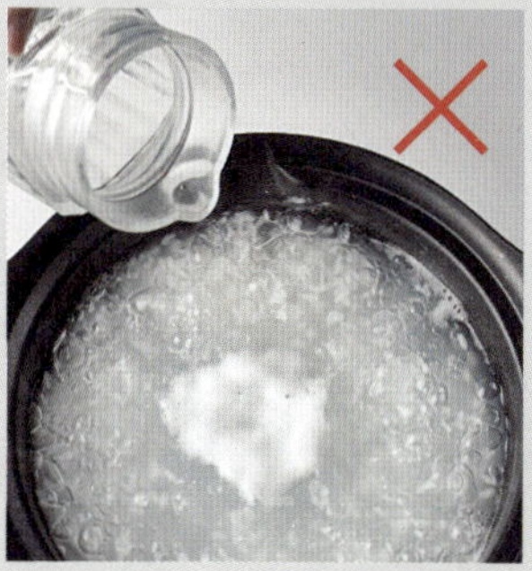

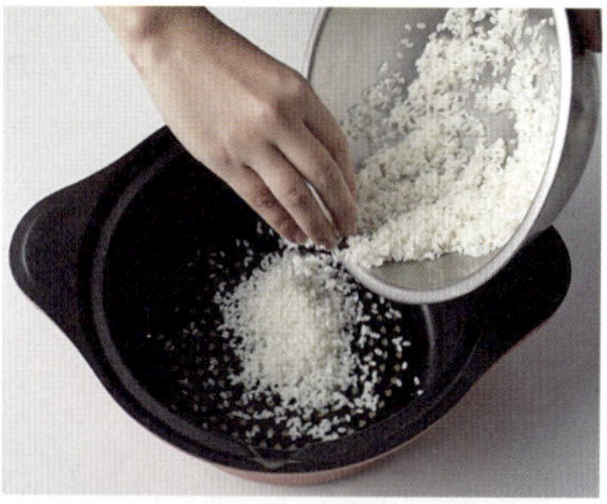

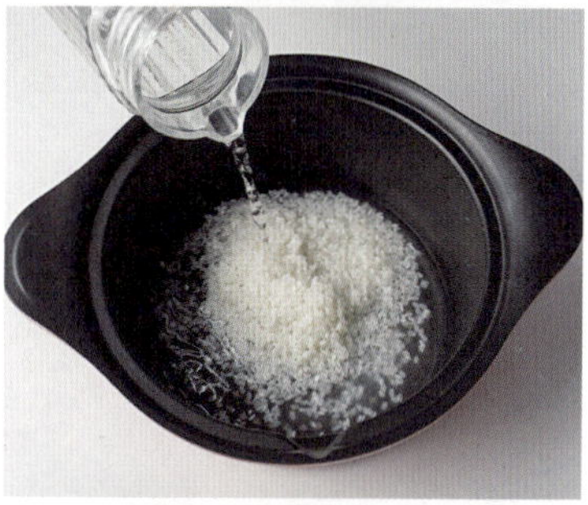

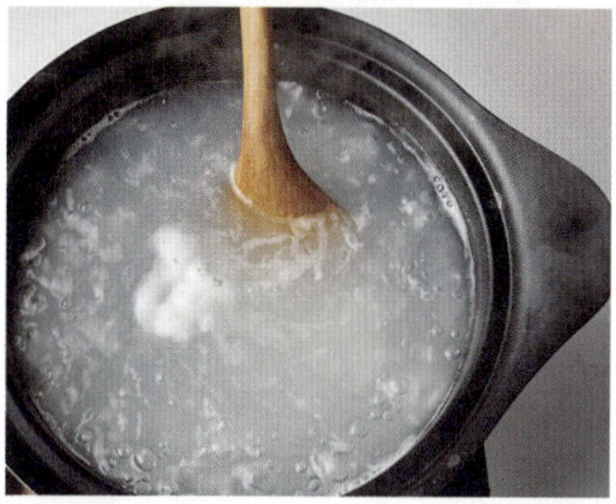

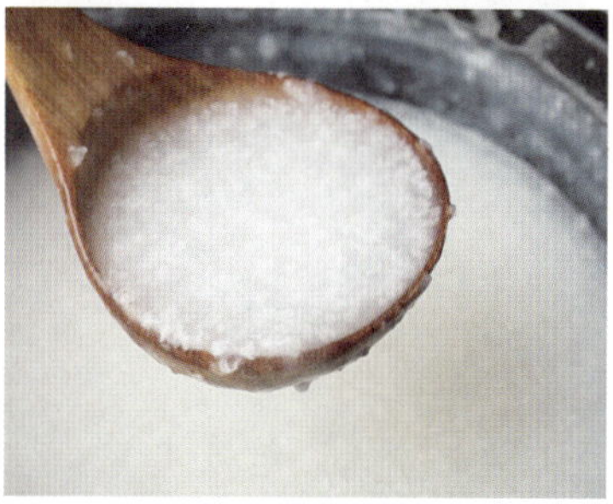

說明

二、「一杯」在現代廚藝中定義為兩百毫升。但嚴格來說，若以「日本制」的量米杯計量，更精確的「一杯」應該是一百六十毫升，這也非常接近《傷寒雜病論》成書於東漢末年時，中國漢代度量衡的「一升」。雖然兩者有出入，但為了方便操作，我會建議大家仍用「兩百毫升」做「一升」，只要所有食材以同單位、等比例換算即可。

三、若有應爐具、鍋具進行微調時，最後成果仍需以煮法一的成果為標準。

標準煮法（二）

一次熬煮的操作量若超過四千毫升，並且家裡有大約六千毫升左右容量的大型湯鍋，不妨參考一下這樣的煮法。

材料

一、精白粳米：一百五十毫升（約四分之三杯）

二、清水：五千毫升

步驟

一、將粳米洗淨，瀝乾備用。

二、六千毫升的湯鍋中放入五千毫升的清水，並大火煮至沸騰。

三、湯鍋中放入白米，轉至中大火，開蓋狀態下並維持中度沸騰的狀態。

重點在於：保持湯液呈現「由中央被推高，往四周聚集」的明確連續動態。

步驟

四、約持續一個半小時，米粒均已經開花、化消，去米渣後約可得一千八百毫升左右之粥液。

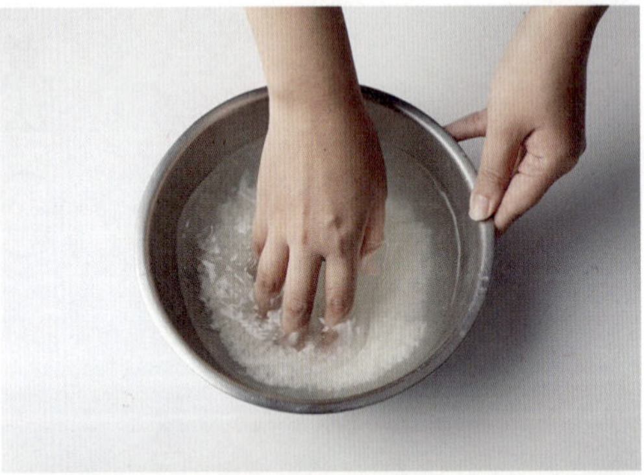

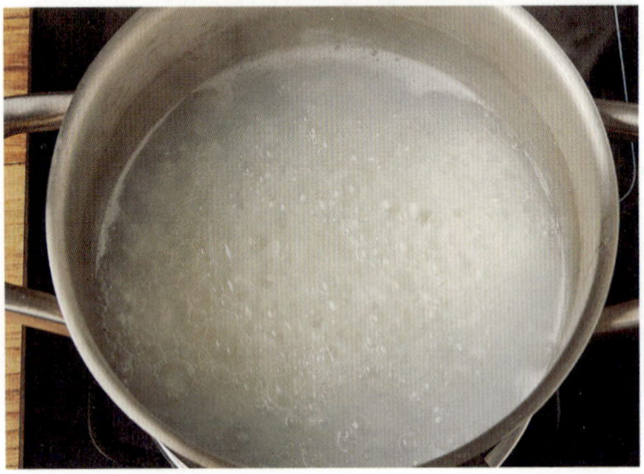

說明

一、操作總量在四千毫升以下時，若是米在水沸騰後才加入，會導致鍋內整體溫度，也就是料理人常說的「鑊氣」不足。米在突然的冷熱收縮下容易碎裂，而非由熱能煮化，將明顯影響飲用品質，所以我才註明，熬煮過程中不可加水。一般如餐飲店或中央廚房等可進行大量烹煮的場合，專用鍋具、爐具能處理極大量體的食材，鑊氣能量遠大於食材的狀態下，少許食材在沸騰後加入所造成的溫度影響極小，可忽略不計，並可收食材受水流上下強烈翻滾而不易沉底煮焦，以及免去翻攪的好處。

二、雖然我強調米水比例很重要，不可擅改，而此煮法僅適用大型鍋具配合高功率爐具，明顯並非一般家庭常備的工具，所以有不同的操作特徵。此外，持續用較大火力加熱也是一大不同之處，所以我在此一併列出，用來呈現以不同的鍋、爐，且收水效率不同下，而要達成同樣粥感的操作法。

說明

三、各家的爐具、鍋具的性能不同，甚至不同的粳米品種在產生泔糜的速度也有別，操作總量低於四千毫升並在兩千毫升以上時，請根據煮法一來操作與微調。超過五千毫升時，則參考煮法二。各位的實做細節可能會與我的描述之間略有出入，請自行斟酌，但總不至於差距太多，若非必要，也請勿隨意更動。少於兩千毫升時，因為量體太小，不同鍋具與爐具微調下產生的變化差異太大，難以進行具有普遍性的規範，無法標準化，故在此不提。

四、熬煮過程中，湯液對流於鍋子中央被推起的程度，並不是要越高越好，只需要達到能夠順暢翻轉的程度就可以。請視當下狀況進行微幅的火力調整。

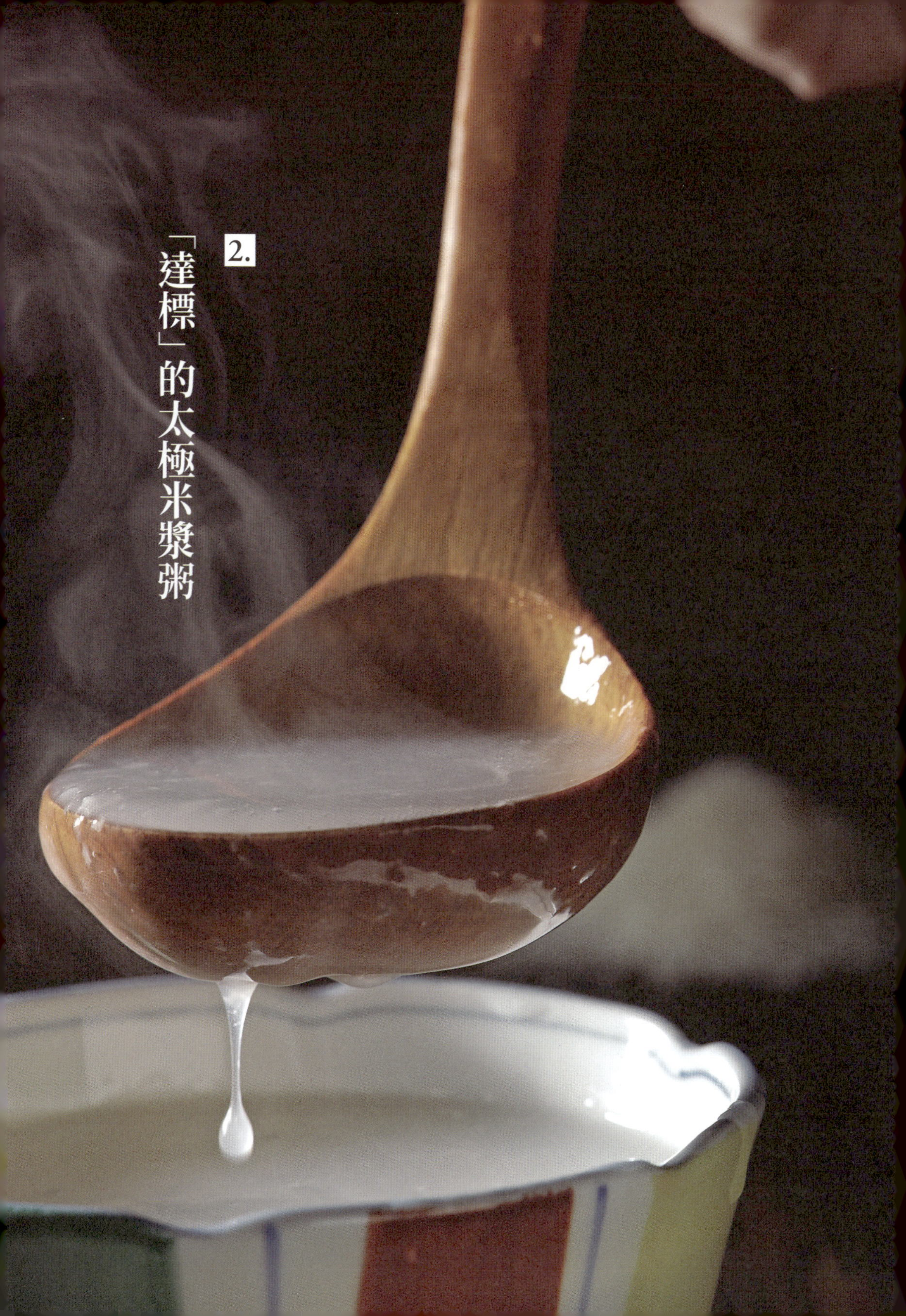
2.
「達標」的太極米漿粥

太極米漿粥，很簡單，爐、鍋、米、水，四大要素，完全家常，但要說簡單卻也不簡單，學問在裡面。要將太極米漿粥熬得好，細節需處處講究。

太極米漿粥煮畢起鍋後，必要細細過濾，去除米渣。過濾時不要刻意擠壓米粒，以免把沒有煮化的米渣也壓破，混入粥液，喝了傷胃。米粒的精華已在泔糜裡，米渣對消化功能十分磨耗。就像煎藥也要去藥渣，不要胡思亂想什麼「珍惜食物」。孟子說，親親而仁民，仁民而愛物，定是要先珍惜自己的身體健康，後談及愛惜物力，才合於秩序。如果想要惜物，拿米渣來做為洗頭或洗手的去油膩洗劑，或混入花壇、土壤中做肥料，都很理想，就是別拿來吃下肚裡。

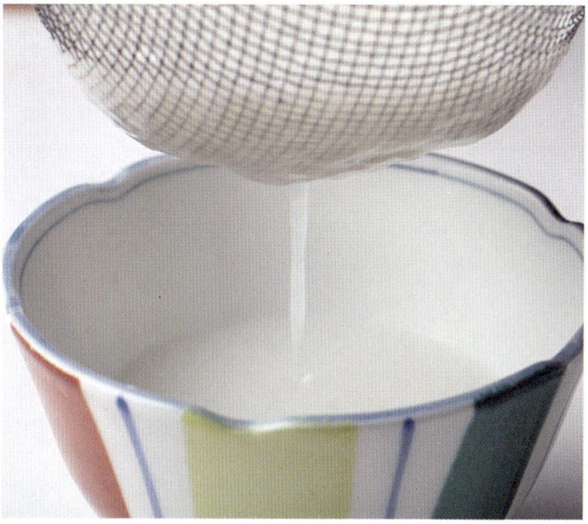

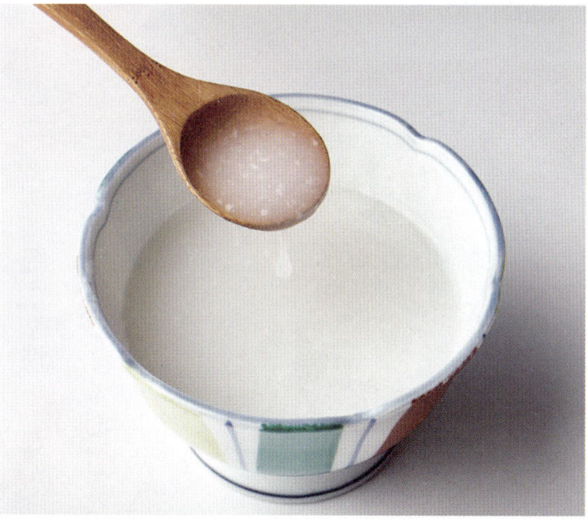

（上）煮到白米化消開花後，需要過篩。
（下）過濾後，純粹的太極米漿粥。

濃度恰好的粥，溫熱時有一定的流動性，能從杯中順利倒出，杯壁只會留下薄薄一層粥液膜。放入冰箱至攝氏四度左右冷藏，隔夜約十二小時後取出，會明顯增強膠狀質感，流動性降低，但不至於難以倒出，甚至結塊。若濃度不夠，化得不夠開，長時間冷藏後，上層會有很多被推出來的水，或是流動性太高，根本無法形成膠質感。過稠與過稀，都不是達標的太極米漿粥，喝了都極傷胃氣，切不可用。

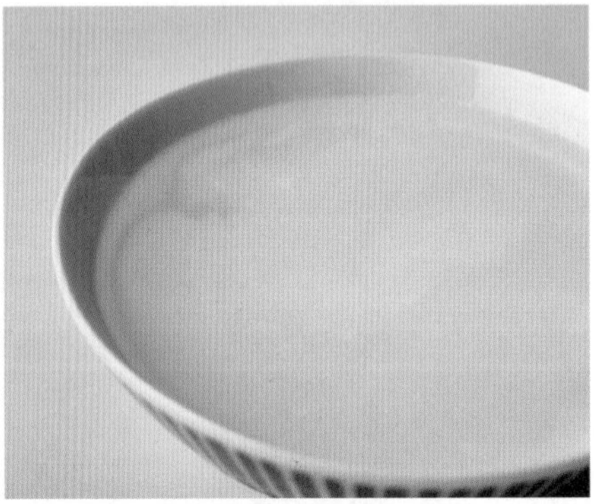

不夠濃稠的粥冰鎮後反而會出水。

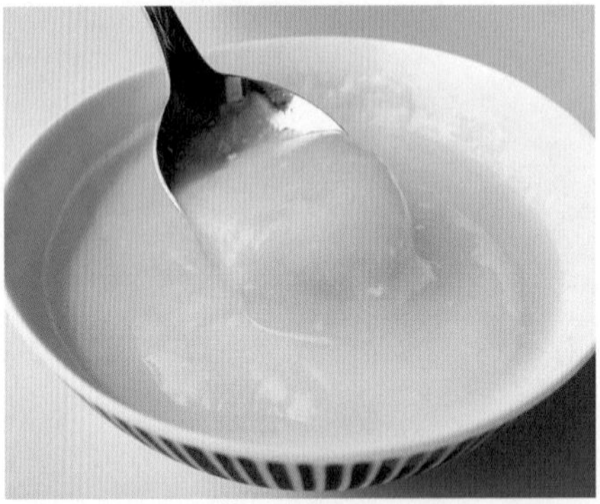

夠濃稠的粥，冰鎮後會適度呈現如膠質般的彈性，但仍可順利流動。

熱飲泔糜是家常，放涼了喝則要歸於「藥用」。仲景在《傷寒雜病論》提到某首方服後：「不利進熱粥一杯，利不止進冷粥一杯」（〈辨太陽病脈證並治下．八．二〇〉）熱粥助人提振胃氣，促進機能代謝，冷粥卻在幫人解除虛燥亢進。只有深入細讀《傷寒雜病論》，才能體會：一碗清水煮大米竟然可以這麼神奇的雙向調節全身上下所有功能。

很多人只看到「我煮的粥也是糊糊的啊！」其實米粒沒有化開完全，漿未成，或熬過頭，太濃稠，過猶不及。不少人自以為已經吃了好一陣的太極米漿粥，卻什麼感覺也沒有，甚至感到不適。也有人說：煮這玩意不是很容易嗎？的確，真的不難，不過就是講究「正確」，下的功夫要「老實」。難，不是難在技術，或材料的珍奇、昂貴，這違反我談「經方化家常」的原則。但是「老實」、「正確」、「認真」這些事，卻意外成為許多人在實踐上的最大障礙。

我認為：熬起一碗粥，甚至可以看清自己的心性。

3. 熬煮要點

我常說：馬上做，正確做，持續做。如果做得不正確，甚至南轅北轍，就算馬上開始做了，持續不斷，卻也只是距離目標越來越遠啊！

關於爐與鍋

我常說，烹調要講「鑊氣」，也就是「鍋體、食材、鍋內食材以外的空間，都達到均一高溫」的狀態。泡茶時先溫杯，也是同樣的道理。無論明火或電磁加熱，或用何種鍋具，爐火必要有足夠的火力能高溫煮沸並維持一段時間，也就是讓鑊氣飽足，令米粒充分化消在水中。從開鍋到後續的加熱時間，火力都要足以維持粥液呈現翻滾不止的狀態，讓米粒彼此與粥液均勻的相互摩擦而充分融合，不可中斷。有些如「慢燉鍋」等爐鍋一體的鍋具，因加熱功率不足，無法長時間維持大火鼎沸的狀態，有人貪圖省事，用了這類的鍋具，又因為功能有缺陷，根本無法達到熬製的要求，所以有的人先加熱至沸騰再換鍋，有的則是低溫熬煮後再換鍋加熱，旁門左道很多，但終究不能掩蓋鑊氣不足的重大缺點，煮不成達標的太極米漿粥，並且已有許多人誤信這類的以訛傳訛而受害又不自知。我在此特別提醒朋友們，想曉得怎麼煮一碗達標的太極米漿粥，來讀我的書就對了，不要聽信來路不明的賣貨廣告之詞，傷身才是事大。此外，我常說，品質好的不鏽鋼鍋並不會輸給珍稀的石鍋，電磁加熱也不比明火差，他們的差別在於操作特性不同而已，不過就是家常用具，合於科學原理就好，搞什麼你尊我卑呢？

關於米

除了如前述，必用精白粳米，而且必用生米。一般已經煮成米飯的熟米，因為烹煮時必會隨著過程中的蒸汽一併流失米粒部分的津液，所以已熟的米飯不可用於煮太極米漿粥。同理，已經煮熟的食物也不宜反覆再加熱。

無論在熬煮的過程之前或是之中，都不可使用外力，像是調理機、電動攪拌機、果汁機、豆漿機等來擊碎米粒。除了擊碎法，還有把米粒放入冰箱冷凍，藉此令米粒內部所含有的水分因結冰後體積膨脹而把米粒脹破的方法，任何「偷吃步」都不可用。理由是「米」、「水」、「能量」三者之間並沒有充分的融合，加熱才能將食材物性活化。同理，生食、冷食經常都不會是好想法。正確的方法必然就是最簡潔、最高效的方法，拐個彎就失了準，也就無法達成最好的效果。太極拳一代宗師王宗岳，評論一堆人亂學、亂教太極拳，感嘆「斯技旁門甚多」，而我這太極米漿粥不過才說了二十年，更是於我心有戚戚焉！

破碎不等同加熱，以我常舉的例子：我們拿刀子不停剁肉，把肉剁爛了也不會熟透；但熟透的肉塊可以是形狀完整的。通常食物皆需煮熟後才適合下肚，所謂生食，僅是省去在鍋中煮熟的能量，但下肚後，未經加熱所短少的能量缺口還是要透過增加胃的消化能量輸出補填，徒然造成身體在消化上的負擔大幅加重。再者，切碎後的食材，其養分與「氣」流失的狀況會比不切碎的食材要來得嚴重。所以我常說，能吃得了整塊肉，就不要剁碎；冷飲、冰品，愛惜生命的人絕不會輕嘗。

關於水

好的水質，可以確保成品的完美，我個人會將自來水再經過以物性特質吸附的過濾方式，確保去除水中各種農藥等化學物質，以及氯或重金屬等有害物質。此外，我個人不建議使用市面上常見的逆滲透（Reverse osmosis，RO），或是經蒸餾、電解、離子化等技術產生的過濾水，因為我認為那都會影響天然水質組成以及結構方式，也就是水的物性會發生重大改變，不堪家常飲用。

水量、米量與泔糜量的關係

有些鍋具可能可以減少水量在熬煮時的散失，或者如前述煮法二中，以高倍水量加上大火力持續開蓋熬煮，收水比例較高，但我建議在一般家常的爐、鍋操作下，水量的體積還是要控制在米量的二十倍較佳。當水量低於十八倍以下時，易導致粥液過濃，喝了造成脾胃負擔，反而出現便秘等不適。高於二十二倍以上時，粥感極易偏於稀薄，水氣太重而傷胃。坊間盛傳胃不好不能喝粥、某某疾病不能喝粥等說法，關鍵就是喝到米水配比不對、熬製不得法的粥。不少中醫師跟風蹭熱度，學我談粥，但因為自知中醫底子不好，又懶得下功夫紮實做研究，照抄我的論述太難看，更拉不下臉直說是私淑我的見解，便亂改瞎說什麼十五倍水、三十倍水的粥，但若經身體實證，保證一定發現那根本就是絕對吃壞人的異物。

像這樣為一己面子而害眾生，實在沒醫德。正確熬起的太極米漿粥，從來沒有一個把人喝壞過的例子，歡迎各方先進大德對我的太極米漿粥進行科學研究，發表論文，客觀驗證，惠賜評論。不要老說我沒有實驗數據，那些高唱太極米漿粥會吃壞人的說法，同樣也沒有一個是經過科學驗證，皆是信口開河，一味鼓噪惑眾。我奉勸：無論是想透過抄襲或抹黑來蹭流量的，少含血噴人，張冠李戴，逞強抵抗眾人鐵一般的見證事實，省下口水，多做真正紮實的科學研究與臨床實驗，將真相公諸天下，才是盡了讀書人造福黎民蒼生的責任。

筋度、攪拌與粥感

「筋」是水和米粒的成分在充分混合後所產生的一種微具彈性的質感。米粒可形成的筋度雖然不足以做成麵包，但在熬粥時仍可以看出。將粥熬出筋度，意義就是米粒各種成分都已經充分化解消潰，米中的養分能讓身體更容易吸收。要產生筋度，熬煮過程中需要適度攪拌，或如我前述，有足夠火力讓米粒能適度在沸騰的粥液中均勻翻轉，令質地均勻。因此我認為，攪拌的工夫和火力，兩者都很重要。我也發現：不少粳米雖然可以成粥，但筋度明顯較差。朋友們不妨多比較看看。除了品種差異，依我的經驗：不用農藥、化肥，採環境友善的農法所種出的粳米，較容易煮出筋度，質感明顯更優！

熬煮之中，一旦出現任何氣味，例如，鍋中出現湯液顏色變黃，或是嘗起來有一絲焦味，健康無價，請整鍋作廢。鍋或爐的組合變化不可勝數，我建議以

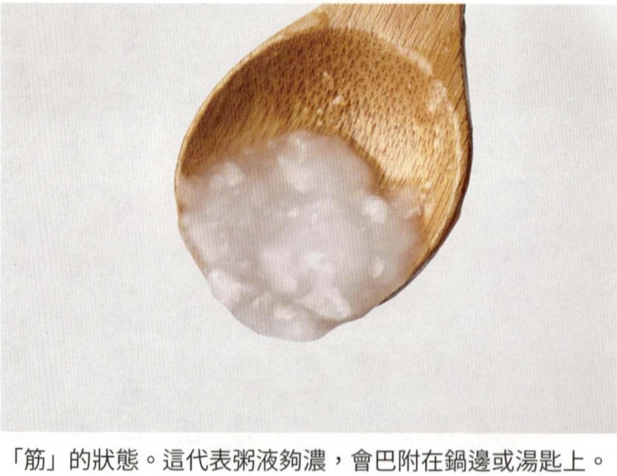

「筋」的狀態。這代表粥液夠濃，會巴附在鍋邊或湯匙上。

我前述的煮法一為優先標準，確實掌握到良好成品的色、香、味等綜合性的質感，也就是我所謂的「粥感」。尚未熟悉粥感前就任意更換爐、鍋，漫無頭緒，極難成功。

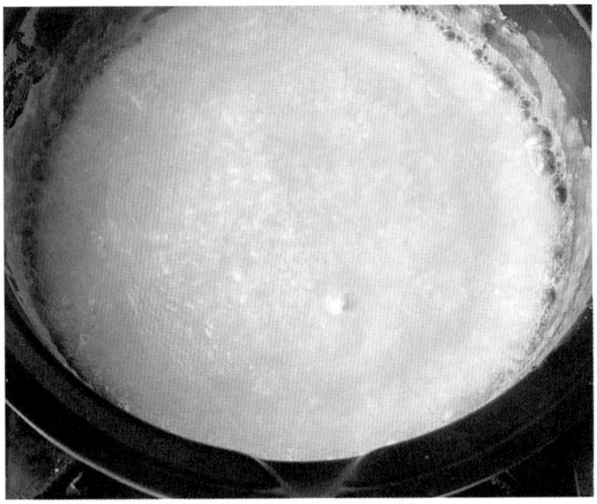

耐心的將粥煮到鍋邊的水漬成為白稠狀態。

保存

太極米漿粥最好是每天煮，新鮮吃。冷藏不宜超過三天，也不宜冷凍。因為粳米如同胃氣，有一種「吸氣」的物性特質，這在熬成太極米漿粥之後會更加鮮明。若在冰箱中久放，會因為吸附多了冰箱中的濁氣、雜氣、濕氣等，吃下對身體反而不好。冷凍雖能減緩食物腐敗的速度，但不能減緩食物物性之中「氣」的流失速度。食物的氣一旦流失過多，就算沒有腐敗，也因物性過低，吃了對身體沒有好處。同理，任何食物都應避免長期冷凍為宜。

用法

太極米漿粥必要在晨起空腹，不喝水也不進任何飲食的狀態下，為了避免清潔劑也一併下肚，不要刷牙也不必漱口，以不燙口為前提，熱熱飲用，別加任何其他調味料，也不可搭配任何其他食物。附帶一提，每天晨起最傷身的做法，就是大量喝水。水性本寒，再溫熱的水也至多屬於「從極寒到大寒」的差異而已。一大早剛起床，胃氣尚弱，就用大量寒涼泄下的東西來搞破壞，對胃的傷害很是嚴重，古經方中醫重視胃氣，絕不贊同。

依《傷寒雜病論》指出「一升餘」，我建議可換算為三百毫升。若是感覺需要加強調理的朋友，用上四百毫升，更好。食量較小的兒少，能用上一至兩百毫升也就可以了，量力而為。正式的早餐在飲後過三十分鐘再進食，除此之外，整日都可飲用，沒有用量上限，想喝就喝，感覺舒服就喝。感覺不舒服的時候，我建議：更是不妨多喝。我常說：家中若能常備一千毫升左右的太極米漿粥，四季闔家平安。

4. 太極米漿粥的應用：清心滑蛋粥

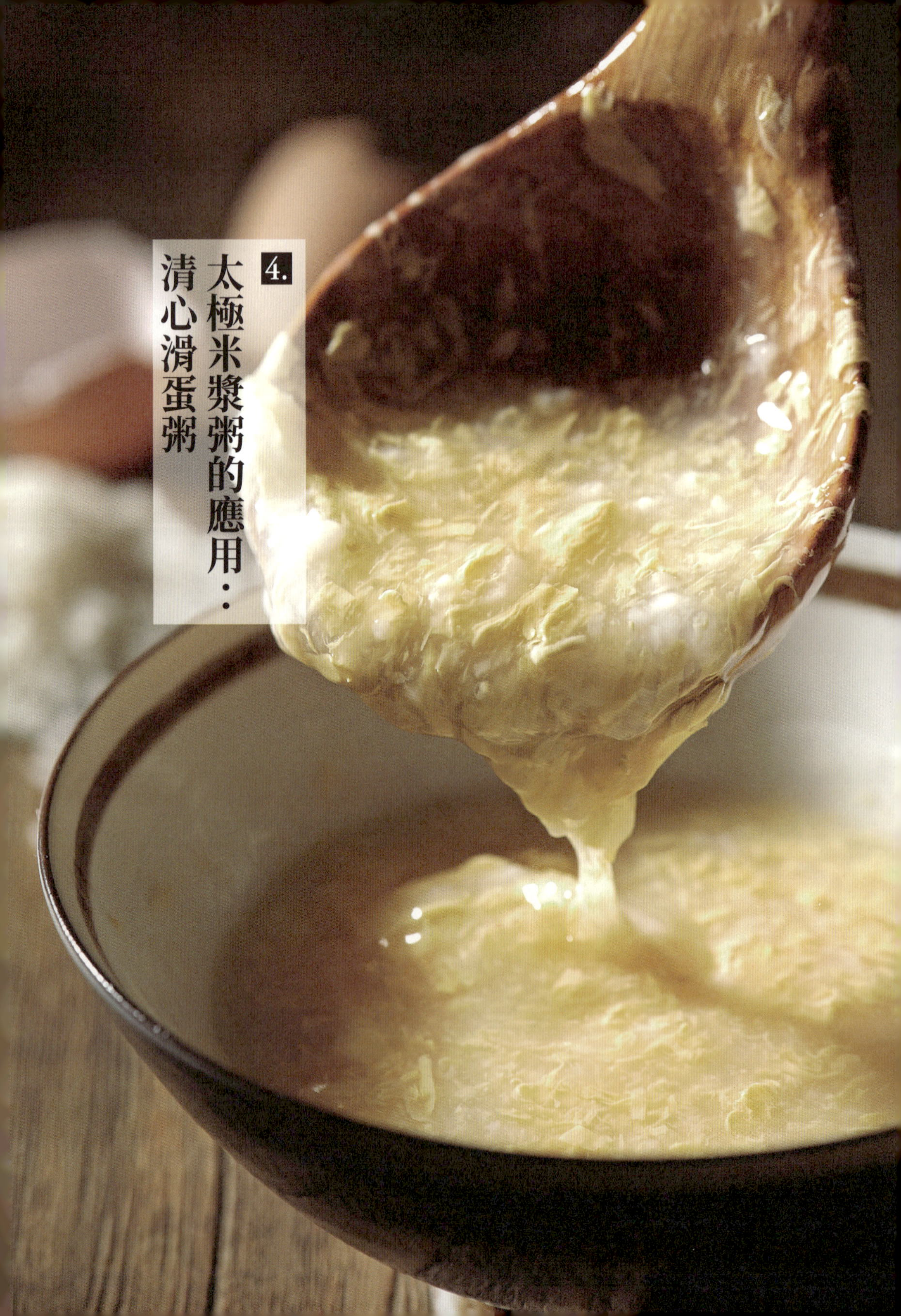

常聽見所謂的「上火」，可能一吃「補」就容易生口瘡、便秘、口乾、長青春痘、痔瘡、流鼻血、失眠等等。其實「上火」的根本原因在於胃裡的津液太少。身體若是長期缺乏津液，越是高濃度的津液便會越少，高濃度的津液是維持身體功能升提與收斂雙向平衡的重要物質，若是雙向功能都不足，就是所謂的「陰陽兩虛」。一旦「陽氣」這種升提的能量稍有提高，馬上引發體內溫度上升。能量缺乏物質附麗，再加上高溫消耗養分，因此形成「上火」。要避免如此的惡性循環，絕不能退火消炎，而是要將「提高能量」與「溫度上升」兩件事情分離、脫勾。家常之中能有高效「滋陰」效果的食材之一，便是「黃」而「油潤」，尚未熱固的「雞蛋黃」。

蛋黃因為加熱而硬化只是一種不可逆的變性現象，與煮熟與否或殺菌是否完全並沒有關係。有些朋友可能會對沒有煮到變性硬化的蛋黃有食安上的疑慮，但依照日本政府對於食品安全管理的法規定義，帶殼鮮雞蛋只要以攝氏七十度加熱一分鐘以上，即做到有效的加熱殺菌，安全可食。只要加熱過程合規，就算溏心蛋也是完全安心、安全。一個簡單的道理：細菌也是蛋白質做的。攝氏七十度加熱超過一分鐘，雞蛋會熟透，絕大部分會影響食安的常見細菌也會熟透。雞蛋熟了，細菌也熟了，也就是被熱死、沒有活性了，自然就沒有衛生上的疑慮了。

將雞蛋黃搭配太極米漿粥以及適量的好的自然鹽，在身體能量上升的同時，又能把溫度控制在不致於大幅上升的狀態。並且能透過排尿的機制，讓餘熱排出，更有利於養分下行至腎系統。對於容易上虛火的朋友們，不妨多嘗試看看。

太極米漿粥的最佳飲用法，當然是純粹的飲下，這是「太極」之法，沒有比這更好的。但除此之外，太極米漿粥還可以透過與不同食材的配伍，達成其他我們想要追求的食感，豐富食的體驗，完善「藥食同源」的經方化家常精神。在此處的組合，我稱之為「清心滑蛋粥」。

材料

一、太極米漿粥（約四百毫升）
二、雞蛋（一至兩顆，建議僅用蛋黃，用全蛋亦可）
三、自然鹽、紅砂糖（少許）

步驟

一、雞蛋打散、攪勻成蛋液，備用。
二、將太極米漿粥在鍋裡加熱至沸騰大滾。需留意不可焦底。
三、關火同時立刻將蛋液一口氣倒入鍋裡，並且依同樣的方向畫圓及上下翻攪，快速讓蛋液在鍋裡澈底均勻散開。
四、隨喜加入自然鹽、紅砂糖，完成。

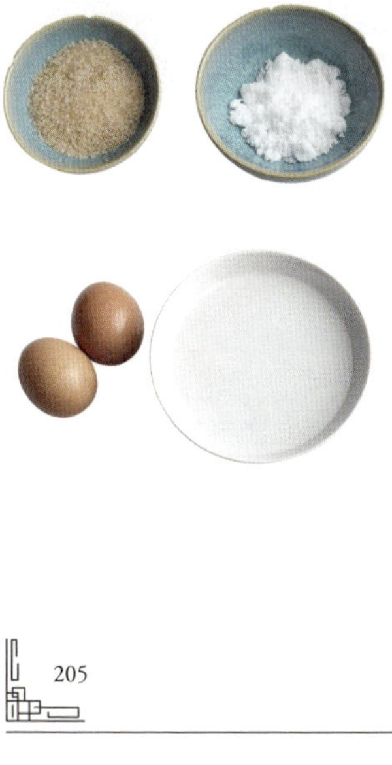

說明

一、適合在睡前一小時左右適量飲用，能協助改善因煩躁、時差等問題而不易入睡，或睡眠品質不佳的狀況。常年有躺下就寢時容易胡思亂想，或睡眠較淺、易醒的問題的朋友，我更建議多試試！

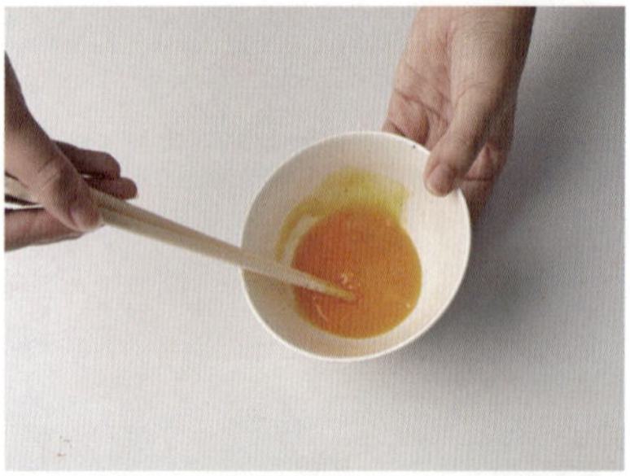

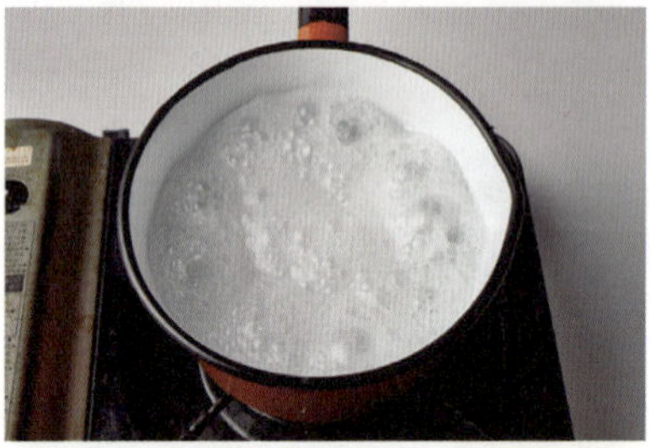

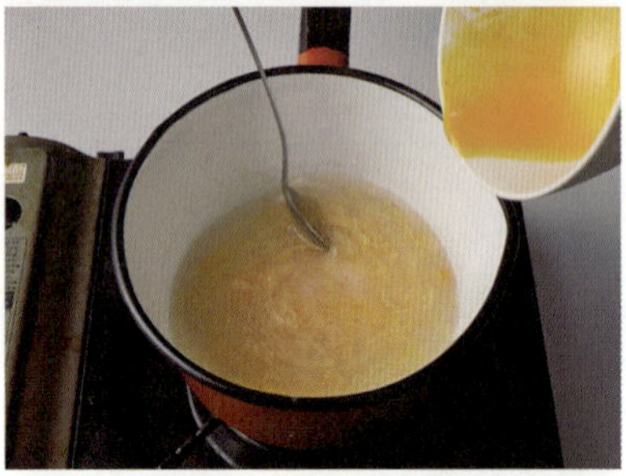

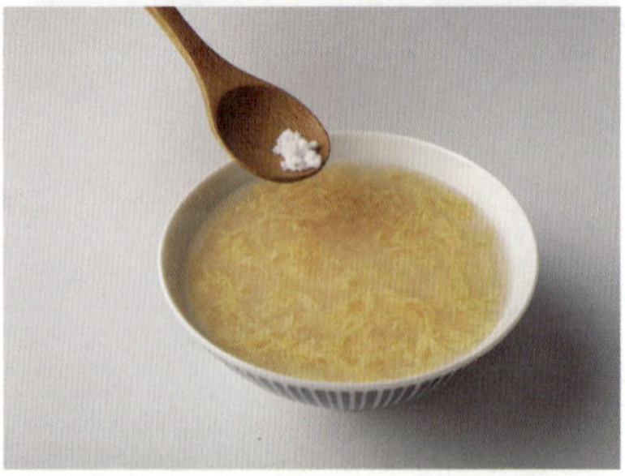

二、這類「關火同時馬上倒入蛋液」，以在鑊氣尚足時來加熱蛋液的「滑蛋」手法，也可以應用在其他的料理中。注意需保持滑蛋在半固狀的滑嫩狀態，才有效果。熱固變性後的蛋黃則無此特性。

三、較能夠「滋陰」的食材，通常也比較容易有藥物或重金屬殘留的可能，像是雞蛋或是豬大骨。還請小心挑選所採用的食材，注意來源是否安心、安全。

四、因為甘蔗的品種不同，製成的蔗糖的色澤與甜度也會有異，粥品的甜度上只要感覺順口，添加用量就不特別限定。

5. 太極米漿粥答客問Q&A

Q1:／進口日本白米和臺灣本土白米會有差別嗎？

A1:／有。臺灣的氣候只能種出半粳半秈的蓬萊米，無法量產我要求的藥用級粳米，所以無論再怎麼下功夫熬煮都沒有辦法完全達標。另外，我也試過一些號稱品質很好的中國大陸產的粳米，雖能達標，但筋度等粥感還是略有不足。蓬萊米畢竟是秈、粳混種的統稱，有些蓬萊米可能含有的粳米來源物性稍多，所以粥感較接近我的要求，如果是在嘗試熟悉粥感的階段，用蓬萊米與粳米多做比較，我認為也是很有意義的體驗過程。但長期來說，我還是建議選米不可將就，特別是不要把其他多餘的意識形態帶進來。就事，論事。

Q2:／太極米漿粥的材料可以用糙米、黑米、紫米、紅米取代一部分嗎？

A2:／不可以。藥簡力專，道不欲雜。物性與炮製的相互影響非常複雜，不可妄動。太極米漿粥的「太極」，指的就是「最佳的配比與熬製法及飲用法所產生的最優異效果」。一經任何變化就不是「太極米漿粥」，也不可能更好。無論是部分或全部取代，都不建議。

Q3:／請問紫林老師，如果在太極米漿粥裡面加一點料，像是肉類或一些中藥一起煮，會有更好的效果嗎？

A3:／不會。沒有「更好」，只會「不同」。五味令人口爽，越少才是越好。所謂「配伍」，絕非直觀的把所有「看起來很好」的材料加在一起，就會越來越厲害。好比說，不同的色料個別來看都好漂亮，但加在一塊卻只會變成一灘髒水。太極米漿粥當然可以做清心滑蛋粥，但他就不再是「太極」米漿粥了。

Q4:／太極米漿粥是否比白飯適合當主食？

A4:／不是。白米飯的物性不同於太極米漿粥，兩者一樣對胃氣很好，但不可偏廢。若常有一些小毛小病小困擾，如：晚上睡不好、手腳容易發涼、夏天好怕熱但冬天又好怕冷、月經不大順、感冒拖拖拉拉不易好、時不時發水腫、皮膚狀況差了點……，但老抓不到原因在哪裡，可以三餐之間多飲太極米漿粥，同時更需要多吃白米飯才行。

Q5:／喝太極米漿粥時可以加海鹽吃嗎？

A5:／不可以。無論加了什麼料都不是「太極」。想攝取足量的自然鹽，我建議在其他飲食之中添加，像是綠茶或是紅茶，對於提升茶飲的美味度有令人驚喜的表現，值得一試。

Q6:／請問孕婦適合天天吃太極米漿粥嗎？

A6:／當然適合。因為孕婦要加強養胎。仲景在《傷寒雜病論》明文開示：「當養太陰」（〈辨婦人各病脈證並治．一六．一二〉）也就是說：孕婦養胎就是「養太陰」。現代孕婦常關心的各種問題，像：如何備孕、怎麼安胎、怎麼養胎、怎麼長胎不長胖，怎麼避免妊娠高血壓、糖尿病、毒血症，怎麼避免水腫、便秘，其實答案全在「養太陰」三個字。我的兩個孩子就是靠太極米漿粥養胎，並且照著《傷寒雜病論》養太陰的辦法來做。不但媽媽直到臨盆都沒額外增重，生產結束就直接恢復到孕前的體重。扣去胎兒與胎盤、羊水等產後本來就會排出體外的部分重量，體重半公斤都沒多長，甚至還更輕了些。

Q7:／請問老師，若有糖尿病適合吃太極米漿粥嗎？

A7:／我認為適合。不止一位朋友告訴我，家裡有血糖、血壓偏高的家人，堅持連續吃了一、兩個月的太極米漿粥當做早上起床後的第一口食物，再回到醫院做例行檢查，結果發現不但血糖值完全正常，連血壓都降下來，主治醫師索性就把控制血壓、血糖的藥全給停了，一面還拚命問說：你這段時間到底是吃了什麼仙丹，怎麼這麼有效？很多人不信，拚命攻擊這點，但我只想說一句：各方大德請先拿出對太極米漿粥的科學研究數據來，再說後話。

Q8：連續飲用太極米漿粥，每回吃完後就很快放屁，或是，如果喝完太極米漿粥後特別想小便，次數也多，請問這是什麼問題？是證明體內濕氣很多嗎？

A8：這表示你的腸胃開始正常運作囉！根據《傷寒雜病論》，放屁就是腸胃活動時碰到腸胃內有乾燥的大便所致（〈辨陽明病脈證並治．九．三二〉）。又提到，當人開始陰陽調和，代謝功能恢復正常，寒氣得以散去，體內有瘀積停滯問題的人，就會排氣，若有內臟虛損，小便量會大幅增加（〈辨咳嗽水飲黃汗歷節病脈證並治．一四．七四〉）。平日三餐中，好油、好鹽、好糖吃得不夠，肉吃太少，蔬果吃太多，少吃米、麵主食，甚至亂用斷食、生酮、防彈等極端飲食法，造成津液缺乏，內臟又燥又寒，腸胃容易乾澀，大小便因此出狀況，甚至可能引發婦科問題（〈辨陽明病脈證並治．九．八八〉）（〈辨婦人各病脈證並治．一六．三九〉）。堅持繼續吃下去，讓腸胃用自己正常的力道來以新代陳吧！

Q9:／我常失眠，但是喝太極米漿粥好像沒什麼改善，為什麼？

A9:／從《傷寒雜病論》的幾項條文（〈平脈法第二·二·三八〉）（〈傷寒例第四·三·四五〉）來看，失眠確實是比較複雜的問題，除了我提到的胃氣三力需要健全，還關係到身體的津液與血是否充足。太極米漿粥雖然可幫助胃氣快速恢復，但生血卻非一朝一夕可成的事情，若是強刺激的飲食，如人工化合添加物、咖啡等沒有禁絕，持續給胃氣施加沈重的負擔，太極米漿粥也是孤掌難鳴。大家都曉得，太極米漿粥是家常養生法，並非藥方，也沒有療效，更不是免死金牌，喝了就保證怎麼胡搞瞎弄也不生病，但是在配合正確的辯證施治下，將能讓朋友更快重拾健康。因為《傷寒雜病論》也說，上工治未病，所以我常說：養生是高端的醫療。

第五章

紫林式飲食起居養生法

「對於環境、飲食的變化沒有感覺」不一定代表身體「很好」或「很壞」，對自己的身體變化能隨時清楚的感知，關心自己，就是掌握自己健康的第一步。在本章，我根據前述章節提及的八項指標，給出個人認為對身體有益的日常生活習慣建議如後。

這些是我個人的觀點和體驗，和各位朋友一般所接觸到，以現代醫學為主流的養生觀念有很大的不同。謹作為大家觀念上的參考，也可以視為是一個新方向的開端。特別是針對想要積極調理身體，尤其是已經長期試過所謂「蔬果五七九」之類的西醫建議，但久久不見效的朋友，不妨給自己一個機會，嘗試看看不同的做法。

如果你沒有在服中藥，不妨試試看。

如果你正在服中藥，或是有打算開始服中藥，建議可以盡量完全做到。

由於這些原則和方法與吃西藥時醫生會告訴你的很不同，所以選擇吃西藥的朋友就請自行斟酌了。

除了飲食、起居外，每日的心情絕對會影響身體健康的好壞。就像飯不能由別人幫我們吃，自己本分內的事情也需要自己幫自己做好。心情上累積下來的不滿或是無奈等等，藥物也無力解決。

對照前述的八項指標，朋友們不妨試試以下的養生法，是否會有幫助。

1. 飲食之道

請各位朋友一定要有一個觀念：當下身體的健康與否，絕對是自己歷來飲食作息的總和。

三不沾：蘋果、黑豆、白蘿蔔

任何與這三種食物同煮的食品也不能食用。這三種食材的物性對身體的影響，實在是負面遠大於正面。一般的調理方法都無法避其害，所以我建議乾脆別吃。

蘋果會削弱人體的心火，造成氣血根本上的虛弱。根據日本「農林水產省」官方統計指出：公元二〇〇四年以來，日本全國消費量最大的水果一直都是香蕉。同樣也是「厚生勞働省」的官方統計，長久以來盛產蘋果的青森縣是全日本平均壽命等各種壽命統計表現最差的地方。天生萬物不見得都是拿來養人，五穀為養才是王道。

黑豆會劫去體內腎與三焦的津液，破壞力度很深、很大。白蘿蔔大量瀉去人體元氣，造成氣機衰微，胃氣、肺氣因而發生嚴重虛損。有個一輩子力說黑豆、蘿蔔養生的老中醫，晚年說話就是氣若游絲，無氣無力，寫了一輩子怎麼治糖尿病，自己就死於糖尿病，也就是我所謂的脾衰竭。遍身破口潰爛不收，代表早就是胃氣衰亡。一群學生只能在西醫病房圍著他的病床大哭，束手無策。談養生這回事，不容易，很考驗醫術底子的。為了蹭名氣而來瞎說的，我奉勸還是快快停下，別再誤人誤己。

多以精白米飯做主食

以一餐六百克為例，午、晚餐建議各食用約兩百克。精白米一定最好，不需要迷信沒有科學根據的十穀米、糙米、胚芽米。每天晨起的第一口食物，就是熱熱的喝上一碗三百至四百毫升的太極米漿粥。

避免葉菜，最好不吃水果、瓜類

水果幾乎都屬寒涼，最好不吃。以一餐六百克為例，要吃蔬菜，建議每天上限總計在一百公克以下，限定以經過豬油高溫熱炒與足量自然鹽「殺青」的深綠色葉菜為主，而且不生食。報載臨床上因常喝蔬果汁導致腫瘤不斷復發的例子也有了，別再迷信。蔥、薑、蒜不是葉菜，可適量搭配。例外能常用的葉菜就是海中撈出的紫菜、海帶等，只要熟食就行，不限烹調法。當有人情緒勒索說你不吃青菜，你就吃海帶給他看；要說你不吃水果，就吃根香蕉給他看。這都是堵人嘴巴用的手段，而且也不傷身，交待過去就算了。畢竟身體健康是自己的，別人說的話都不能替我們負責。

多用豬羊肉

豬、羊肉特別能補養身體，恢復疲勞，強壯體能，溫和又滋潤，建議常吃、多吃。雞肉也好，又以雞腿較佳。魚肉可經常選搭，豐富餐桌體驗。建議肉類每餐最好用到至少兩百克以上，約是一個手掌大的肉排，或是一隻全雞腿。牛、鵝不易消化，建議避免、少吃。整塊的肉排是首選，由肉泥再製成肉丸之類的精製品，次之。

避免白開水。禁冷飲、冰品

我常說：水性本寒。紅茶或綠茶熱飲都好，但別直接猛灌開水，特別是身體已經有些狀況的時候，最好完全不喝，以免更傷胃氣。就算喝白開水，也應該是：含一口不至於燙傷人的熱水在口中，分多次而小量的逐漸嚥下，一口不超過三十毫升，一天總量不超過一百毫升。我聽養賽鴿的人說：他們絕不餵賽鴿喝涼水，只餵熱水。因為喝涼水的鴿子明顯體力會變差，比賽邊飛邊拉導致體力耗盡，所以常常回不了家。腦子那麼小的鴿子都懂不喝涼水了，你呢？

低於體溫的飲料，或帶有冰塊的飲料，當然都不能喝。牛奶、果汁等原物料就偏寒的食材做成的飲品當然也不宜。唯二的例外，一是酒類，一是冰淇淋。就物性來說，酒類性熱，攝氏四度的啤酒自然比滾燙的白菜湯還性熱；冰淇淋是油脂為主體的食物，油脂也是性溫熱，冰淇淋在室溫下退冰到能在容器中輕鬆滑動、表層融解的狀態，不但不致傷到胃氣，也最是美味的享用時機。

多吃豆類、蛋類

以一餐六百克為例，每餐建議可用一百克左右。蛋黃的料理以不熱固為準，雞蛋在加熱至攝氏七十度且超過一分鐘以上，就已經符合食品衛生安全標準了。每餐吃一至兩顆雞蛋是很好的，大可放心，特別是成長期的孩子，要頭好壯壯，像大樹一樣高，除了晚上九點早早上床睡覺，秘訣之一就是：多吃蛋。什麼「吃蛋會增加壞膽固醇」的，早就被證偽，別再聽信過時而且沒有事實、科學根據的說法了。真正的事實是：一個月吃七百二十顆雞蛋，所謂壞膽固醇還下降了近兩成，成了一堆號稱研究膽固醇一輩子的「專家」的大型翻車現場。你一個月又能吃上幾顆呢？

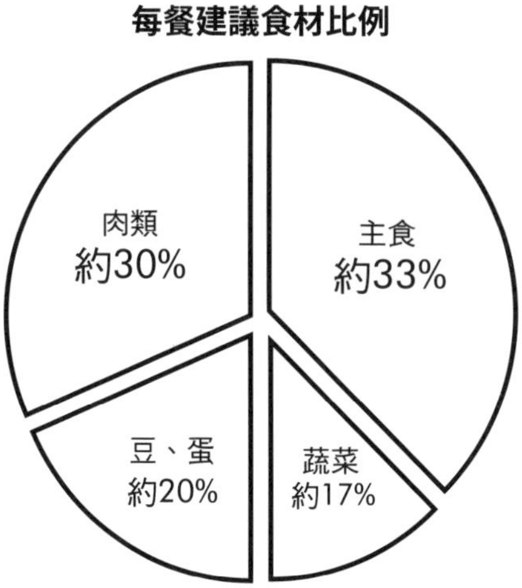

幾餐不吃蔬菜也沒關係，水果大概以「月」為單位吃一、兩次就很夠了。

不喝咖啡，避免喝牛奶，或優酪乳等酸敗的乳類

咖啡很多人喝，靠咖啡賺錢的人也很多，咖啡不但是全球產值最大的期貨，產值還在持續大幅上升中。說這話我會擋到很多人的財路，不過卻能確實救到不少許多身體出狀況卻一直弄不好的人。這些食品基本上偏性極強，不堪家常多用。如果你的身體現在有些小毛病卻一直調理不好，我誠心的建議不妨先把咖啡、牛奶這些食品停掉一陣子之後，再觀察看看吧！

人工化合添加物全部不要用

例如：阿斯巴甜等人工甘味劑、俗稱味精的麩胺酸鈉、可能名為氫化脂肪、酥油等反式脂肪，人造或再製油品，磷酸鹽類的添加物。市售的麵包、糕點、西式料理、奶精，往往大量使用反式脂肪或人造油脂。特別是磷酸鹽，臺灣近來突

然有大量的營養師、護理師在媒體聯手鋪天蓋地的強力洗白，但鐵一般的事實是：磷酸鹽在各種麵食、西點、加工肉製品、碳酸飲料中幾乎都有添加，而且法規上限極高，已到達研究中會造成心血管疾病、兒童發育障礙，以及腎臟、骨質、心血管等病變的程度，法規管理極端鬆散，合法添加也不安全，因此更需要特別當心。明槍易躲，買食材時還有機會看到是否添加，暗箭難防，外食幾乎是全都閃不掉。支持可吃的朋友，甚至是本身就在販賣、製造這些東西的朋友，請不必來找我辯論，或是非得要把我告上法院不可。這世上會吃這些添加物的人還是很多，真的不差我們這一小群人。不過，有不少朋友向我表示，只要有意識的閃掉這些添加物一陣子，日後若再吃到，馬上就發生各種身體的不適感。很多人工化合添加物因為「要單獨吃下非常多才到達立即致死量」，所以被訂為「合法添加」，但許多研究都沒有做到「若一天中先後吃下多種添加物後會產生什麼交乘反應」，也不談「長期食用非致死量卻會造成什麼疾病好發的風險」，更是有意無意在立法時把各種食品的添加量拆開計算，像是：一餐中吃碗麵條，加上一兩百克的重組肉，配上幾顆肉丸、餃類，餐後來瓶可樂，全是合法添加，但磷酸鹽總計非常容易達到對腎臟損傷的程度。總之，我誠心建議：只要你知道某樣食品可能有添加，就要閃掉，不吃。食必天然，常保平安。

2. 料理之法

善養水穀之海，正確的料理同時是美味以及健康的重要基礎。

每日攝取自然鹽足六克

自然鹽就是：單純取海水、湖水等曬製，或從鹽礦開採出的食鹽。許多食鹽會添加抗凝結劑，或號稱低鈉、加碘，這些人工改變成分的產品，都不可食用。

通常，一旦成分經過人工調整，食材天然的物性就淡薄，甚至會消失。進入到人體後，人體的功能也需要花費相對更大的力氣來代謝。這些都是能造成身體的負擔，甚至是失去平衡的重要因素。

世界衛生組織號稱建議每位成人每日用鹽量要低於六克，但事實上在研究中顯示：氯化鈉增強癌症免疫治療中控制腫瘤細胞效應功能*。體內的白血球是對抗病毒入侵的重要防線，白血球用來消毒殺菌的武器就是人體自己產生的微量次氯酸。而次氯酸的原料，就是我們每日吃下的食鹽。鹽吃太少，首先就是破壞白血球的免疫功能。食鹽經由大腸吸收，直接促進大腸蠕動，平常排便感覺不順的朋友，我更建議要把鹽吃足。長野是日本最長壽縣，縣民不但長壽，高齡者的健康狀況也最好，他們每日人均食鹽消費量是十一克。所以各位朋友，不要再相信關在實驗室裡頭敲鍵盤得出來的說法，人家吃十一克都還很長壽，你才吃六克，放心吧！碘？你吃一把海帶或紫菜就達標了，正常飲食之下，人類從來就不必擔心缺碘這回事。

＊可參考資料：Caterina Scirgolea, Rosa Sottile, Marco De Luca, Alberto Susana, Silvia Carnevale, Simone Puccio, Valentina Ferrari, Veronica Lise, Giorgia Contarini, Alice Scarpa, Eloise Scamardella, Simona Feno, Chiara Camisaschi, Gabriele De Simone, Gianluca Basso, Desiree Giuliano, Emilia Maria Cristina Mazza, Luca Gattinoni, Rahul Roychoudhuri, Emanuele Voulaz, Diletta Di Mitri, Matteo Simonelli, Agnese Losurdo, Davide Pozzi, Carlson Tsui, Axel Kallies, Sara Timo, Giuseppe Martano, Elettra Barberis, Marcello Manfredi, Maria Rescigno, Sebastien Jaillon, Enrico Lugli，《NaCl enhances CD8+ T cell effector functions in cancer immunotherapy》

選用未精製的蔗糖

除了未精製的紅蔗糖，吃花蜜所產生的蜂蜜也是好的甘味調味料，蜂蜜以「入冬會自然結晶」者為上品。現在通常不用「糖水假冒蜂蜜」的拙劣招數了，取而代之的是：拿糖餵蜜蜂讓他們產蜜。這種只吃糖所產生的蜜，物性上當然不能與源自花蜜的蜂蜜混為一談。

許多外觀帶紅或黃色的砂糖，多是製程中先以化學方法脫色、脫味，後把色、味添加回去，想當然爾，脫色、脫味的手法怎麼可能僅僅去色、去味而已？而後加回的所謂「糖蜜」之類，怎麼可能完全等同於原本一併被脫去的成分？來源的安全與可靠性更是不可考。光是用基本物理與化學常識來思考就說不通，更別說就物性而論，當然是原味盡失。所以，像這類在成分標示中還寫上甘蔗以外原物料的結晶糖，我建議，少用為妙。記得我當年在網路上公開一種辨別法後，沒多久就有朋友反應：那個辨別法被廠商改掉，不管用了。想想：若是產品良心公正，又何須隨我起舞而改動？

舉凡加糖，都以用蔗糖為宜。雖然也有其他原物料可以製糖，但蔗糖對脾胃更為溫和，難以取代。而像果糖、玉米糖漿等，皆經過高溫、高壓、化學溶劑高度提煉、萃取而成，不堪食用，更別說連西方醫界都認為，在食品中添加果糖有提高致病的風險。如我前面舉例所言：並非天下男人都是我爸爸，同理，並非所有嘗起來會甜的東西都堪做食用糖，不是所有氯化鈉都能稱為食用鹽。

炒菜用豬油

炒菜必選用非經化學煉製的豬油，沒有之一。人體經常需要大量油脂，全身細胞需要油脂產生結構，特別是神經與視覺細胞，腦組織更有近七成是脂質組成。油脂下肚分解後，會直接轉換為人體細胞的結構，豬的物性對人體最親和，對身體代謝的負擔也最輕，所以最適合多用。同理，劣質油對身體功能與組織的傷害，比一般想像中要嚴重很多。

烹調基本三要件：高溫、多油、動作快

用足夠的火力，鑊氣十足，快速將食材弄熟，幾乎是絕大多數料理的共通需求。這會讓食材在起鍋的時候是最「香」的狀態，也是我認為食材的「氣」最足的狀態。有話說「香者，氣之正也。」就這個標準來看，我認為符合這三要件所

做出來的料理，最香，也就是「正氣」最盛。《內經》也說：「五味入口，藏於腸胃，味有所藏，以養五氣，氣和而生津液相成，神乃自生。」把料理做得香噴，引人食欲，自然就是好消化、好吸收、最養人的狀態。

3. 紫林中醫推薦的家常食方茶湯

炙草薑茶

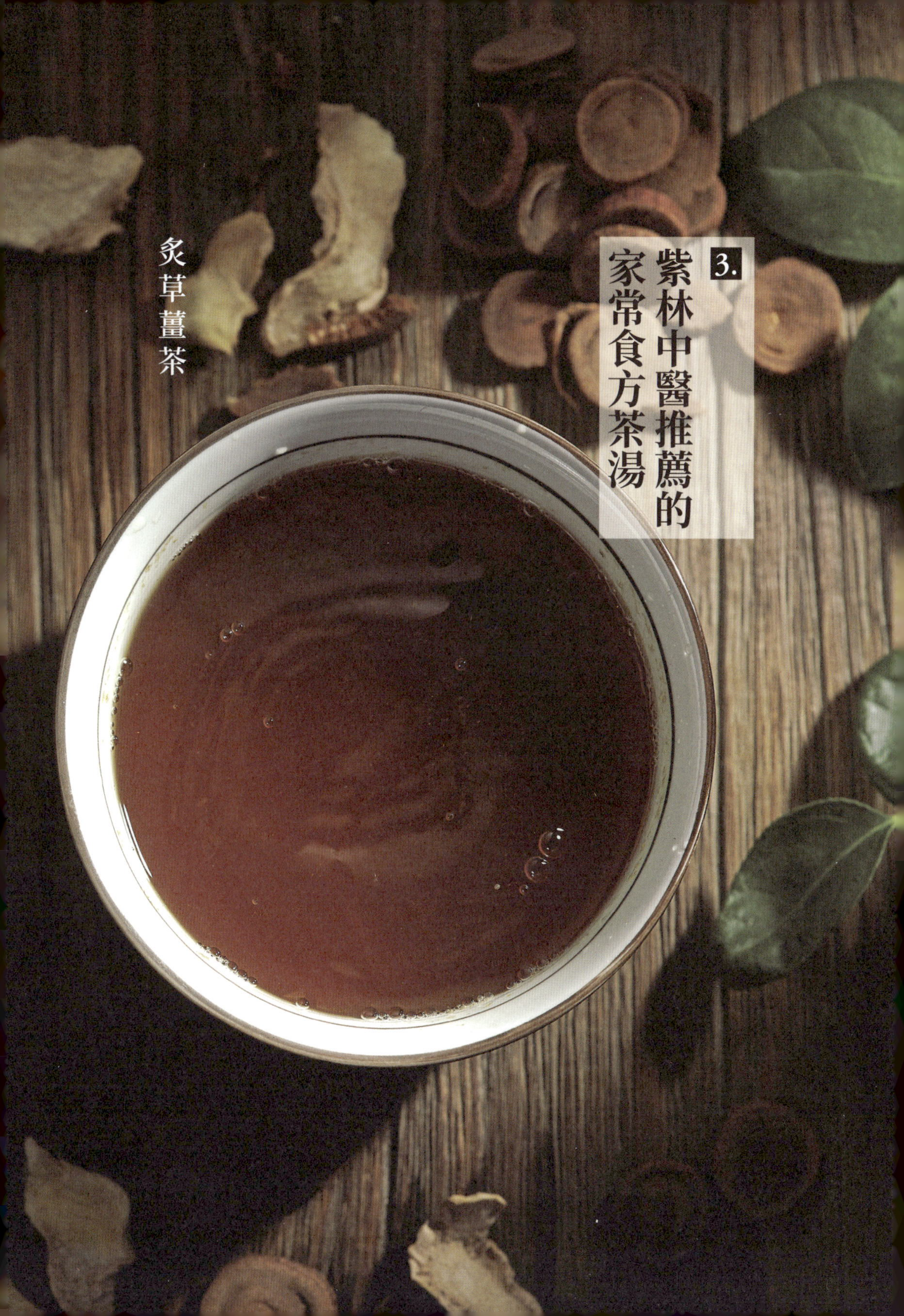

虛燥熱嚴重的人，特別愛吃冷飲、冰品，抗拒溫熱的飲食，這是因為寒涼的飲食能把虛熱、邪氣快速冷凝成液態，轉由脾土吸收、壓縮進行暫存，減輕肝木輔助心火以正祛邪的負擔。吃冷飲、冰品後會得到暫時的快感，把身體因吃下人工化合添加物後流失的津液，以及過去囤積的廢棄物等所產生的虛熱給冷凝、壓抑下來。但邪氣只是變換型態，根本上仍在危害人體。只有讓脾胃由津液產生的「夠濕」與胃氣「夠熱」的力道，產生陽氣，入肺中推動百脈，才能真正澈底將邪氣置換、排出。

肺主氣，炙草薑茶能幫助快速溫暖肺系統，助行陽氣，去除體內的邪濕寒氣。

材料

一、炙甘草四錢（約十五克）

二、老乾薑二錢（約七點五克）

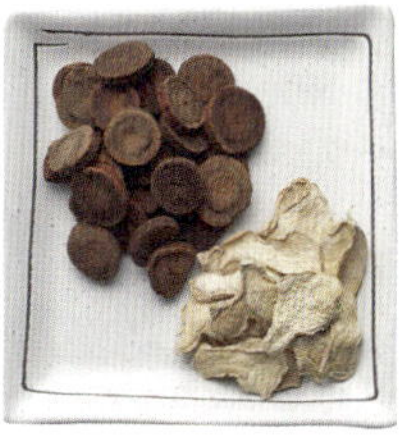

步驟

一、將所有材料放入四百毫升清水中。

二、開大火煮滾，之後用中小火慢燉，煎至兩百毫升。

三、關火，去藥渣，待茶湯自然降至適合的溫度，即可飲用。

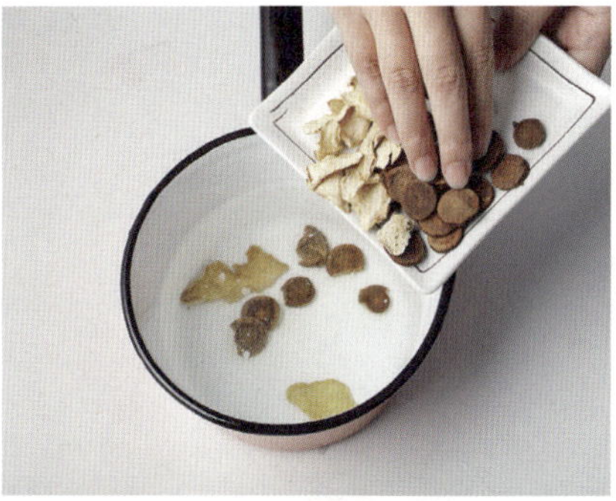

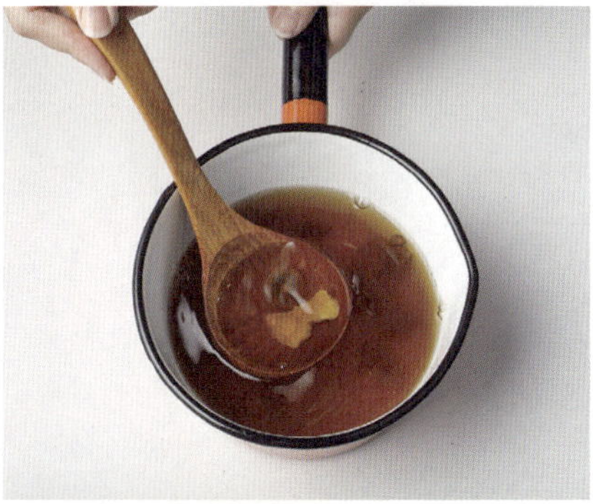

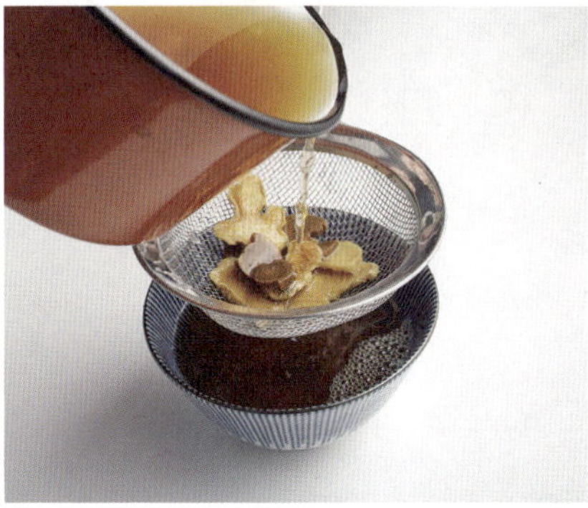

要訣

一、早晚各用一百毫升，大人、小孩都可以用。
二、非常抗拒喝熱飲者，可以放涼至接近體溫再用。
三、晨起常有鼻塞，痰多，鼻水、噴嚏不停者，特別適合。
四、這畢竟只是輔助的茶飲，根本的改善，還是得要切記：戒吃生冷飲食和人工化合物，否則沒有效果。
五、炙甘草的品象：不可焦，質地不可以脆，嘗起來不可以有苦味。外表不可以黏手，蜜製過的甘味必須要透達到最裡層。否則不具效力。

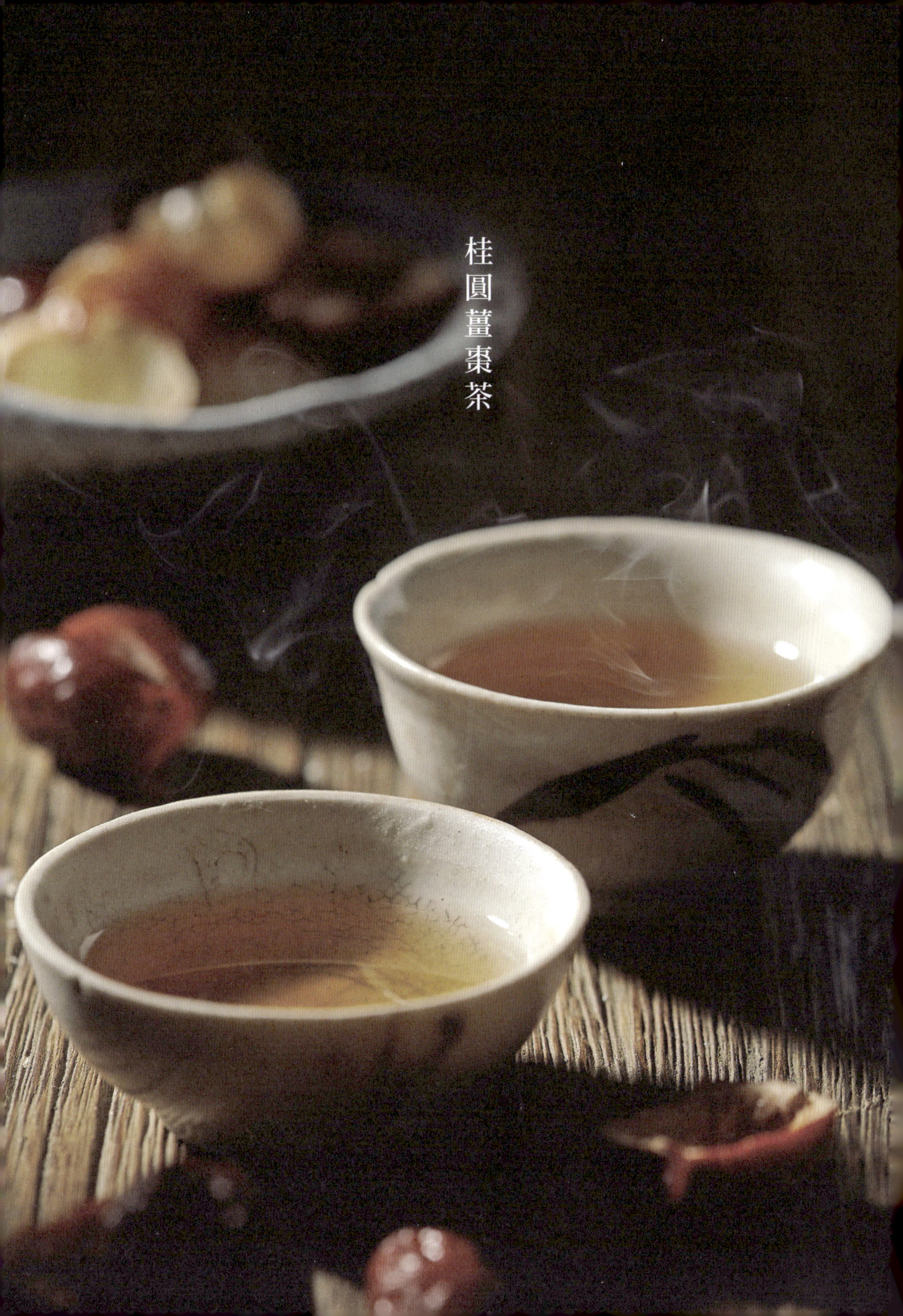
桂圓薑棗茶

平時對於身體來說，維持內臟的溫暖以及津液的充足，是有必要的。我所謂要胃氣經常能夠呈現「夠濕」、「夠熱」的狀態，讓脾胃的津液溫暖與潤澤，好讓身體可以維持生血的活力，以及產生氣的功能。

材料

一、去籽紅棗三兩（約一百一十二點五克）
二、生薑一兩（約三十七點五克）
三、龍眼乾一兩（約三十七點五克）
四、紅砂糖或黑糖（隨喜好，適量）

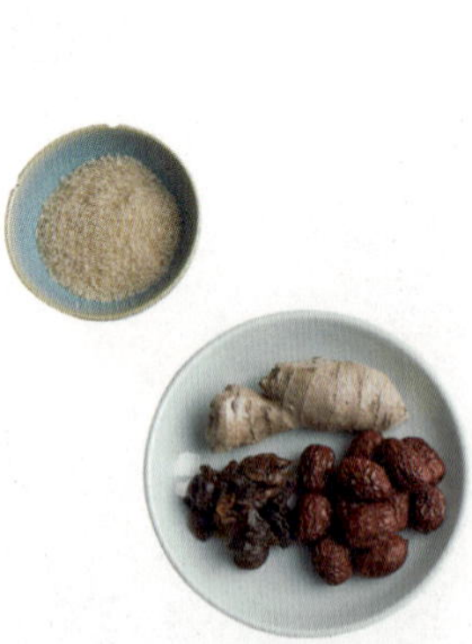

做法

一、生薑洗淨、切片，將紅棗、生薑、龍眼乾放入四千毫升清水中。
二、開大火煮滾，收湯至一千五百毫升。
三、隨喜好加入適量紅砂糖或是黑糖調味。每五百毫升的茶湯可以加入三大匙的紅砂糖，實際用量則視食材的甜度以及個人偏好加減即可。

要訣

一、薑切片之後，茶湯的辣味會較為明顯，可以用這個方式來適度的調整自己喜好的辣度。

二、必定只用紅棗，不用黑棗。紅棗必要去籽、剖開才用。

三、推薦女性經期前後持續飲用。

四、天熱在戶外活動時，容易流大汗，這種時候也推薦飲用，能舒緩因為大汗或是高溫所帶來的不適。

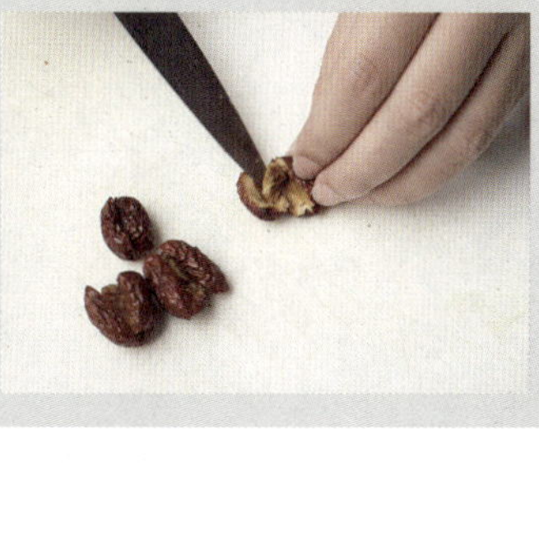

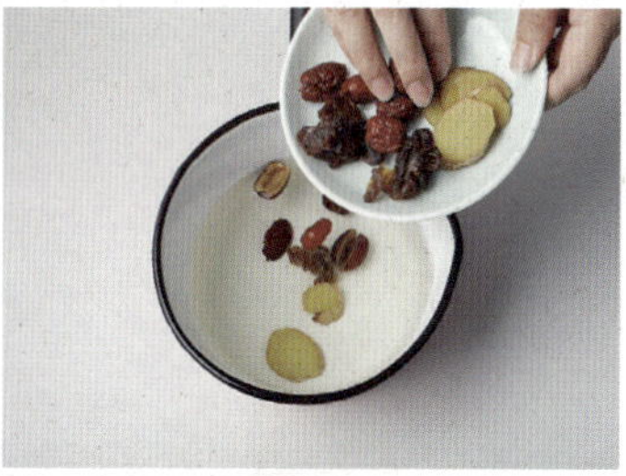

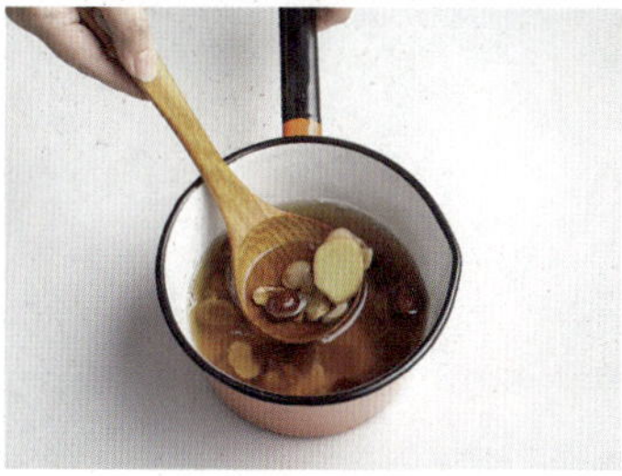

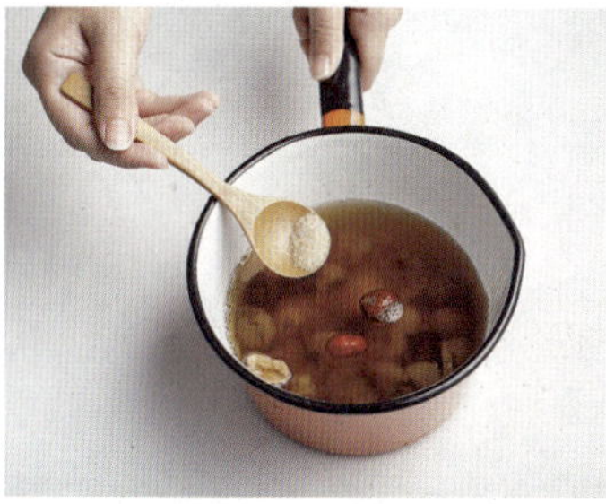

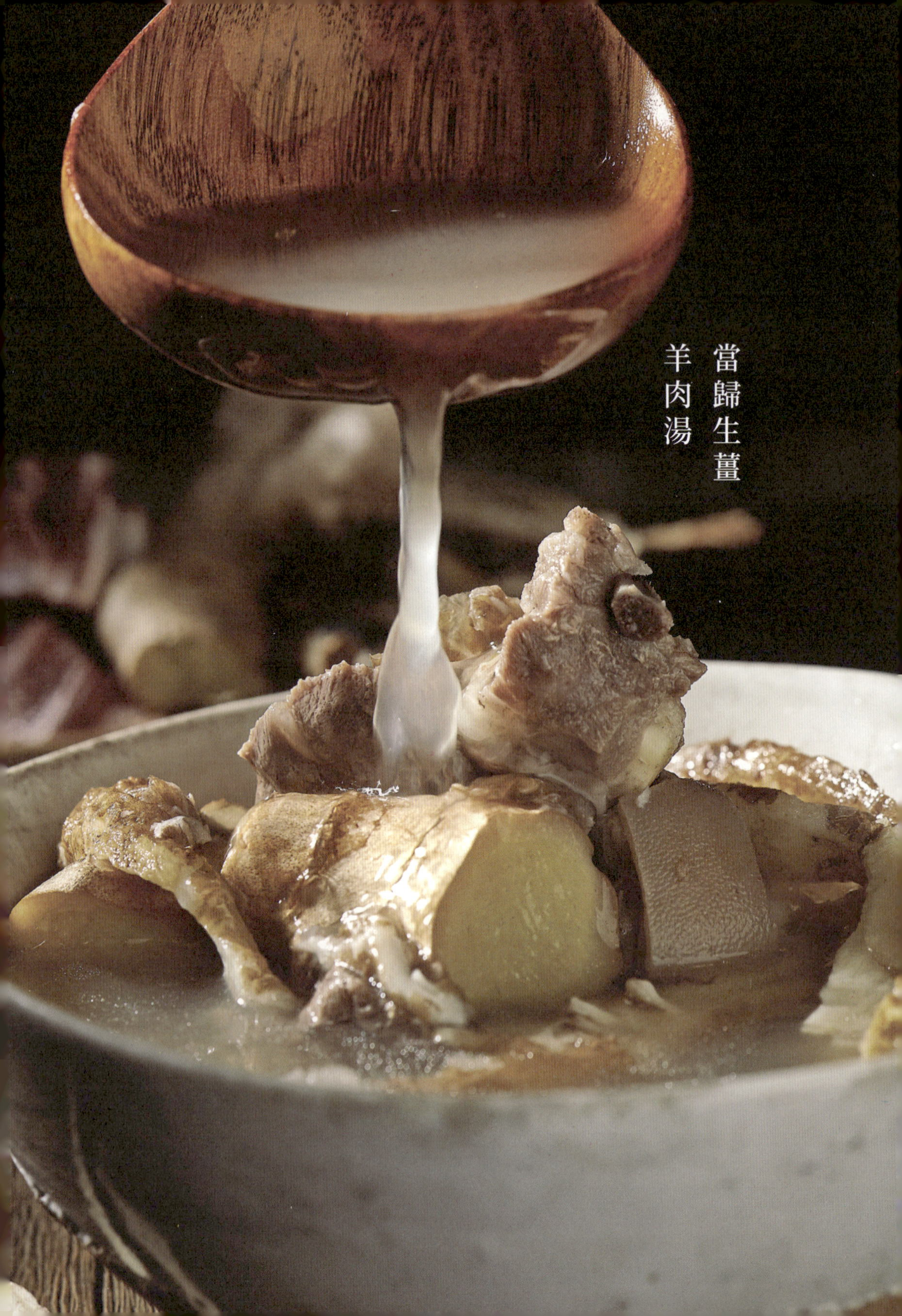
當歸生薑羊肉湯

當歸生薑羊肉湯這道湯品不分男女老幼都可以飲用，性溫，不帶羊羶味，清甜不辣口，喝完後全身溫暖。經常適量飲用，可以強健、祛寒。紅色的肉類是生血、養血的最佳材料來源，又以屬火性的羊肉的效果特別卓越。中藥裡的當歸，主要作用在輔助「引導津液化生血液」的機制。人體攝取羊肉後，有津液可生血，當歸更強化輔佐生血的功能。生薑能溫暖脾胃，並能透達到四肢。有大量的血在脾胃中為基礎，用適量生薑引導，可布達全身四肢，就是我所謂「氣行血止」的人體公式原理。此湯品可謂三位一體，能幫助虛弱的身體機能快速提升。對胃氣虛寒的人很好，對產婦在產後調理，更好。曾聽聞一位進行化療的朋友，療程中雖飢餓感強烈，無奈所有食物，包括飲水，都是入喉即吐，胃裡空了好幾天，眼看就要活活餓死，命在旦夕，此時唯有這道當歸生薑羊肉湯可以直入胃底，重現生機，朋友喝了當場感動落淚。

材料

一、當歸三兩（約一百一十二點五克）
二、生薑五兩（約一百八十七點五克）
三、帶骨帶皮羊肉塊一斤（約六百克）

做法

一、材料洗淨，放入四千毫升的清水中。
二、開大火煮滾，隨時撈去湯上浮沫。
三、煮滾之後轉中火，維持滾沸狀態，不加蓋。
四、收湯至一千五百毫升。約一小時四十分之後，湯成。

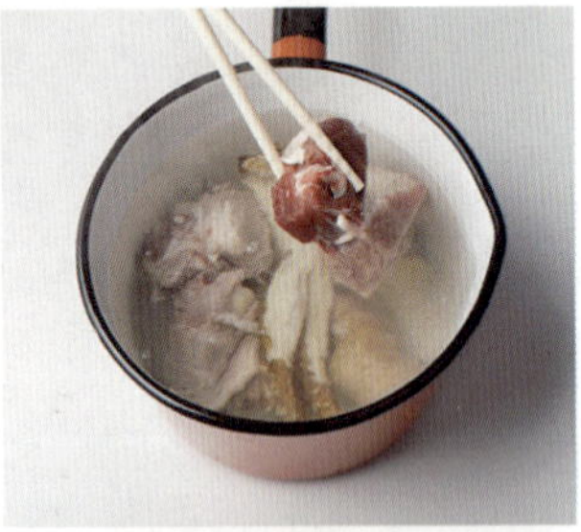

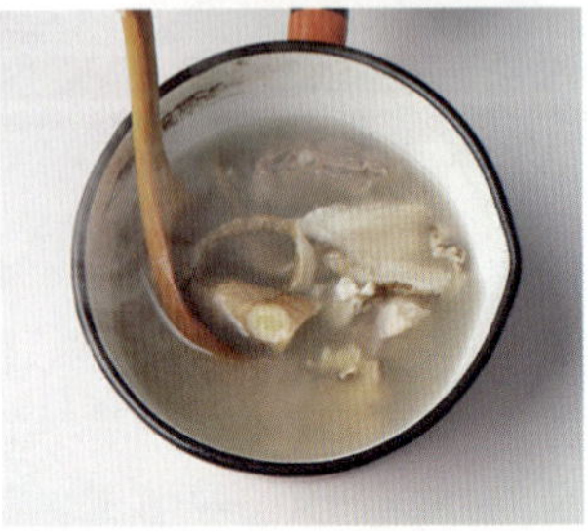

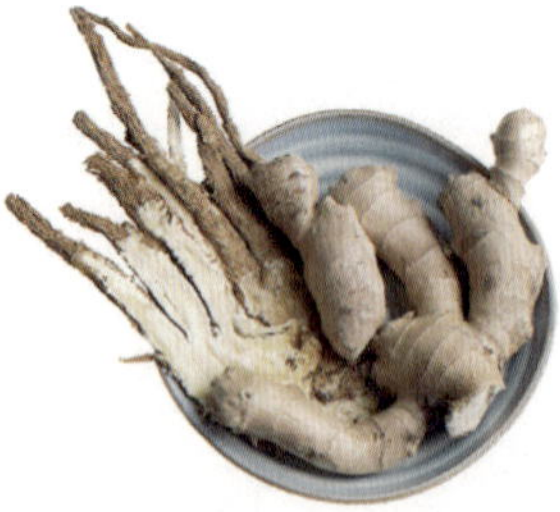

要訣

一、羊肉盡量用「本土產現宰」，冷凍進口的肉品因為鮮度不夠，效力不及。

二、生薑可以不必切片，但建議從分歧處用手大塊剝開，以刀背拍鬆。

三、請找有信譽的中藥行或南北貨行，購買「藥用」的良質全當歸。

四、以上的重量、容積，可以視飲用的人數，依「等比例」增減。

五、每餐建議可以喝上兩百毫升左右。

六、燉湯原料已物盡其用，羊肉、當歸與生薑於湯成後請立刻撈出、丟棄，切勿再用。

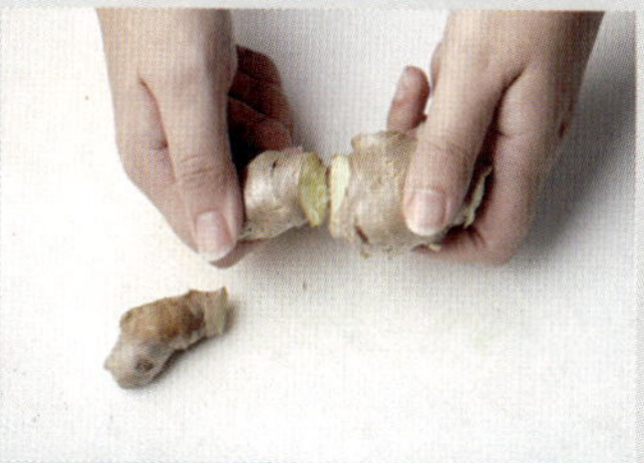

生薑掰開成段，用刀背拍鬆

薑糖紅茶

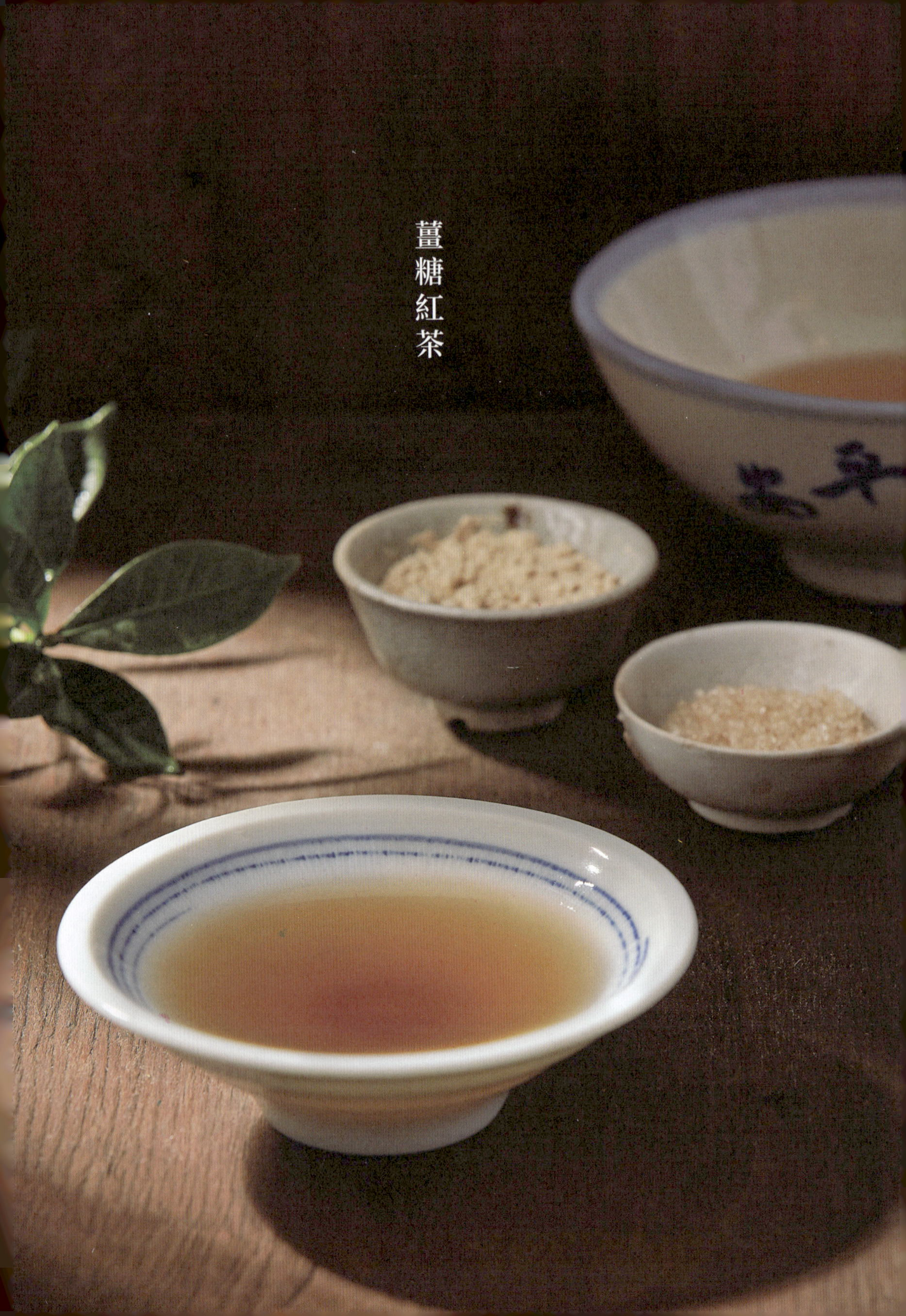

炙草薑茶對調理身體如腸胃等多種生理功能都有很好的幫助，但可惜據我觀察，一般坊間能買到優質炙甘草的來源，極少。又或者，因為該茶飲較為辣口，有些朋友，特別是較年幼的小朋友，可能一時喝不慣。所以，我略改原料配方，提供給朋友們另一選擇。

提到用薑，炙草薑茶或薑糖紅茶，用的都是乾薑，越陳、越乾燥，越好。但坊間另有不少使用薑的食方，不但用的是生薑，用量更是極大！許多人有「越辣越有效」的嚴重誤解。曾聽聞有人因患病而想用喝大量濃生薑湯來調理，結果長期用下來反而造成視力退化到接近失明。對於提振陽氣，《傷寒雜病論》使用的是乾薑，而多在促進發汗時才用生薑，所以，像是止咳時皆用乾薑，有些病證下，甚至須去生薑。生薑、乾薑，二者實為不同物性，更不可混用。條文也提到，發汗過多能導致亡陽失津，也就是人體功能衰退、養分流失的後果。我特別在此提出，希望朋友在見到所有使用「生薑」的食方時，務必提高警覺！而使用乾薑提陽氣時，也務必謹守配伍分際，切不可貪多才好。

材料

一、良質紅茶茶湯（約三百毫升）
二、老乾薑粉末（一茶匙，約五毫升）
三、紅砂糖（一大匙，約十五毫升）

做法

一、沖好紅茶茶湯備用。
二、加入乾薑粉末與紅砂糖，攪拌均勻，即可飲用。

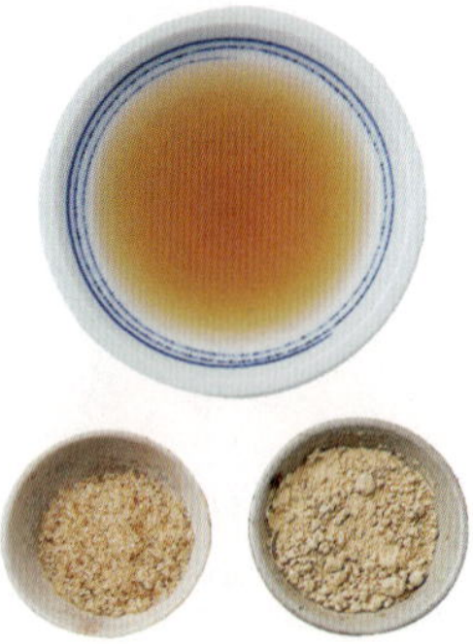

要訣

一、若以此配方沖成的茶湯為一份，成人每日使用一至二份即可。十二歲以下兒少日用一份。
二、不必一次飲盡，只要維持熱飲，一日之中少量多次也可。
三、不分體質，沒有禁忌。已經長牙，能吃成人食物的孩子，就可以喝。

四、其餘注意要項與炙草薑茶相同。

五、通常一茶匙所能盛起的紅茶葉，大約就是沖出一杯，即是二百毫升茶湯的適量，這也是一「茶」匙的命名來由。朋友可依自己手邊紅茶葉的特質與喜好，據此原則略加微調。

六、材料可依「體積」等比例放大，一次多沖調些。約至一千毫升左右為合理。

七、坊間許多紅砂糖也稱黃砂糖，總之都以未經過度精製為佳。

八、砂糖或方糖，僅差別在最後結晶成形時的工法不同，物性本質上沒有大異，皆可使用。

九、紅茶指的是：全發酵的山茶科茶葉的製品。茶葉之類的食材因為不可清洗，也無法清洗，挑選茶葉時，首選並非價格昂貴，或是什麼珍稀的「冠軍茶」，而是栽培過程的安全、安心！

4. 起居養生要點

雖然「人在江湖」，但不妨「盡力而為」。

1. 每餐飯後最好能有三十分鐘的散步。

以全身能夠持續均勻微汗，散步中能輕鬆交談不喘氣為標準。餐後不宜劇烈運動，但適度散步是很好的。運動幫助骨骼肌放鬆，可減少胃氣負擔，只要量力而為，放鬆來做就很好。

2. 除非是冬天或入夜後，不要長時間吹冷氣。

春夏為陽，秋冬為陰；日為陽，夜為陰。正常的地球氣候，通常也是入夜的氣溫低於日間，冬季的氣溫低於夏天。日間吹冷氣空調違反人體在白天升提陽氣的需求，夏天常吹冷氣當然更不利於養陽。使用冷氣空調並非全然不可，能合於自然就行。據報載，有位護理師兩年來月事不調，找上婦產科，在門診中被發現「手很冰冷」，經查問下才曉得：調職到心臟外科開刀房，整天待在攝氏十八度的環境，明顯導致陽氣損傷，結果在調離現職並經中藥調理後就康復了，婦產科根本也自知無能為力。體外吹冷氣都會影響女性生理期，連婦產科醫生臨床上也證實，還是找了中醫調理才有效，更何況吃冰到肚子裡？還有哪個婦產科醫生敢瞎說手腳冰冷正常、吃冰喝冷飲不影響生理功能？

3. 盡量減少弄濕頭的機會，減少洗頭、洗臉的次數，必要時也只用熱的清水。

頭頂與面部是人體的陽氣高度匯聚的部位。我常說，水性本寒，溫度再高也還是寒性。大量的寒性物質澆淋在頭上、臉上，陽氣很難受得住。女性朋友，特別是在經期中及坐月子的時候，更應該要嚴格禁止洗頭。這不是因為古人沒有吹風機才有的規矩，而是，當水剛淋上頭的這一瞬間，陽氣就受損了，風寒入侵，全身腠理隨即緊閉，氣血跟著受阻，經血戛然而止的朋友更不在少數，根本沒機會讓你吹頭，有吹風機、開暖氣洗澡也沒用。何況還有很多人洗完頭不立即擦乾，危害更大。我聽過一位外籍女性說，他從初次來經就吃止痛藥，經期就是一直吃止痛藥，所有他認識的女性親友沒有人不是如此。這就是號稱「外國女人吃冰、不坐月子也不會怎樣」的真相：止痛藥無止境的瘋狂濫用。全球有八成的鴉片都輸往美國做成了止痛藥，有毒癮的人更多是來自於「合法處方」止痛藥，有三分之一長期使用止痛藥的人因此成癮，人口可能超過七百萬。很諷刺的是：輸出美國鴉片止痛藥最多的，就是在公元一八三九年打過鴉片戰爭的中國。還要再說吃冰、不坐月子沒關係嗎？

4. 晚上適宜的就寢時間在少陰時段前，也就是大約九至十一時。

兒少有成長發育需求，更要在九點入太陰之前躺平。早晨適宜的起床時間在少陰時段之後且少陽時段之中，也就是大約五至八時。為了工作、讀書晚睡兩小時，不如早起兩小時來做，更有效率。《內經》中指導我們四季所謂早起或晚起，我認為，也都應以在這個區間內而不超出為宜。建議可以根據我由《傷寒雜病論》所整理製成的《六經流轉時辰圖》做為每天規律作息的參考標準。

5. 不做會讓心跳加速或是呼吸變喘的運動。

大汗能造成亡陽、亡津液，既不能除風，也不能祛寒，還會引邪風入腠理，很傷健康。時常動不動就冒大汗的人，仲景說這是「亡陰血虛」的關係，也是不健康的表現。運動要有益健康，要以邊做還能邊聊天視為心肺負擔的合理上限。《傷寒雜病論》所提出「全身漐（音同直）漐微似汗」是個不錯的衡量標準。意指身體理想的發汗狀態，應是全身出汗均勻，不可大汗或局部出汗，汗量也必須只有達到皮膚上讓人感到微微潮濕的程度而已，當然更不可汗如雨下。這是仲景明示「解肌」的指標，也就是「溫通腠理」，令全身氣血暢旺循行的最佳效果。我當然鼓勵做運動，正確的運動當然有益健康，但若運動不得法，不如不做，否則更要傷身。

5. 源自「膏摩」：乾毛巾按摩法

長時間錯誤使用身體，陰和陽的能量越來越虛弱，所謂的「上火」問題就變得更難解。當身體的津液、血液太少，內臟養分不足，也就是前述的「亡陰血虛」，身體只要受一點點外來的刺激就會生出大量的虛熱，即是俗稱的上火。我常說「大質量分散能量」，指的就是：身體內臟的津液、血液足，能把日常生活的溫差刺激變化吸收掉，讓身體保持恆定。所以我說，很多所謂的上火其實都不能退，退火傷胃氣，氣血更虛，生理機能更衰退，更不健康。仲景也說「勿虛虛」（〈雜病例第五·三·七六〉），而這類常見的未經正確辯證的「退火」，就是虛上加虛。

我們的背面、頭頂、面部是陽氣循行的主要部位，陽氣較盛，即所謂人體的「陽面」。朋友們不妨觀察一下，這些陽面部位的肌肉反而較少，而且有彈性張力、緊緻。反之，若有的人全身肌肉都格外的大塊而硬實，其實是陽氣極衰的現象，並不健康。《內經》提到「諸陽之會，皆在於面。」如我前述，頭頂和面部是陽氣匯聚的部位，穴位很多。只要以適度力道且均勻的按摩，不必特別講究穴位，都能夠將陽氣刺激、引導上來。

我推薦我的「乾毛巾按摩法」，取法自「膏摩」，藉乾毛巾的輕微刺激，簡便代替膏劑的輔助行氣效果。當然，若是手邊有合適的油膏來輔助，更好。有興趣的朋友不妨花點時間持續嘗試幾天看看。下面的按摩法都不必太用力，以不會感覺劇烈疼痛為限度就好，重點不在強刺激，只在讓體表感受到溫熱，能夠「溫通」而已。

降火氣、退邪熱的按摩法

此法適合頭皮或是面部經常有油脂分泌過多，或容易產生皮屑的問題，甚至是眼部會有容易發熱、流眼油的問題的朋友。不少朋友加上配合少用或不用人工化合洗劑做清潔，頭皮、臉部的油脂分泌情況更能回復到正常狀態，既不過油，也不過乾，不易發癢，落髮還減少了。值得一試！

方法

1. 早上起床後，用一條柔軟的、全乾的、純棉製的毛巾，全面重複的摩擦頭皮和臉部。在這之前，不要用水洗臉，也不要洗頭。

2. 摩擦的動作就像是在抓癢一般，用指腹的力道讓乾燥的毛巾纖維摩擦到整個頭皮和臉部，持續按摩動作至有微微發熱的感覺就好。這樣可以引導身體正氣上來，溫通腠理，血液循行也會跟著加強。氣血暢旺，能除邪風，邪熱就會自己退散，也就不易動不動發癢了。我本來是個頭皮屑偏多，不洗頭就很容易發癢的人，開始每天擦頭後，不洗頭也很舒服，且沒有任何異味，不主動說更是沒人發現。

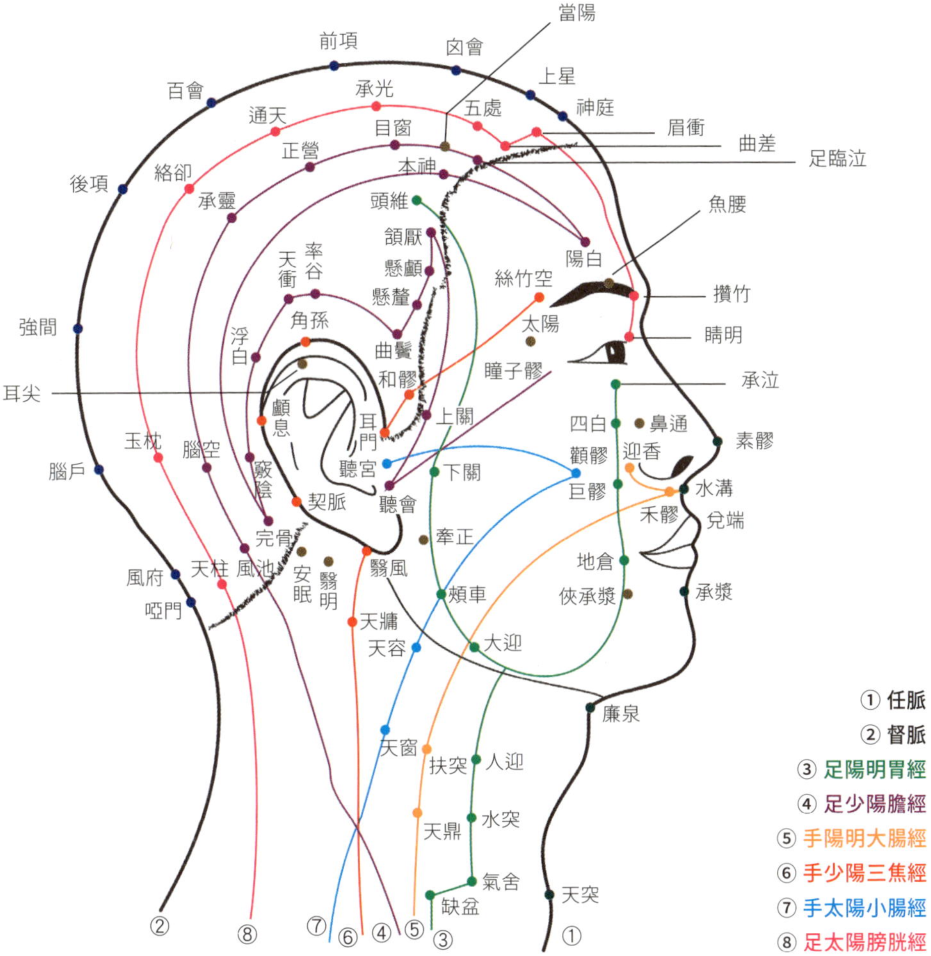
當陽
前項
囟會
上星
神庭
百會
承光
五處
眉衝
曲差
足臨泣
通天
目窗
正營
本神
後項
絡卻
承靈
頭維
魚腰
頷厭
陽白
懸顱
天衝
率谷
絲竹空
攢竹
懸釐
角孫
太陽
浮白
曲鬢
睛明
強間
和髎
瞳子髎
承泣
耳尖
顱息
耳門
上關
四白
鼻通
素髎
玉枕
腦空
聽宮
顴髎
迎香
腦戶
竅陰
下關
水溝
巨髎
聽會
契脈
禾髎
兌端
完骨
牽正
風府
天柱
風池
安眠
翳明
翳風
地倉
頰車
俠承漿
承漿
瘂門
天牖
天容
大迎
廉泉
天窗
扶突
人迎
天鼎
水突
氣舍
缺盆
天突
②
⑧
⑦
⑥
④
⑤
③
①
① 任脈
② 督脈
③ 足陽明胃經
④ 足少陽膽經
⑤ 手陽明大腸經
⑥ 手少陽三焦經
⑦ 手太陽小腸經
⑧ 足太陽膀胱經

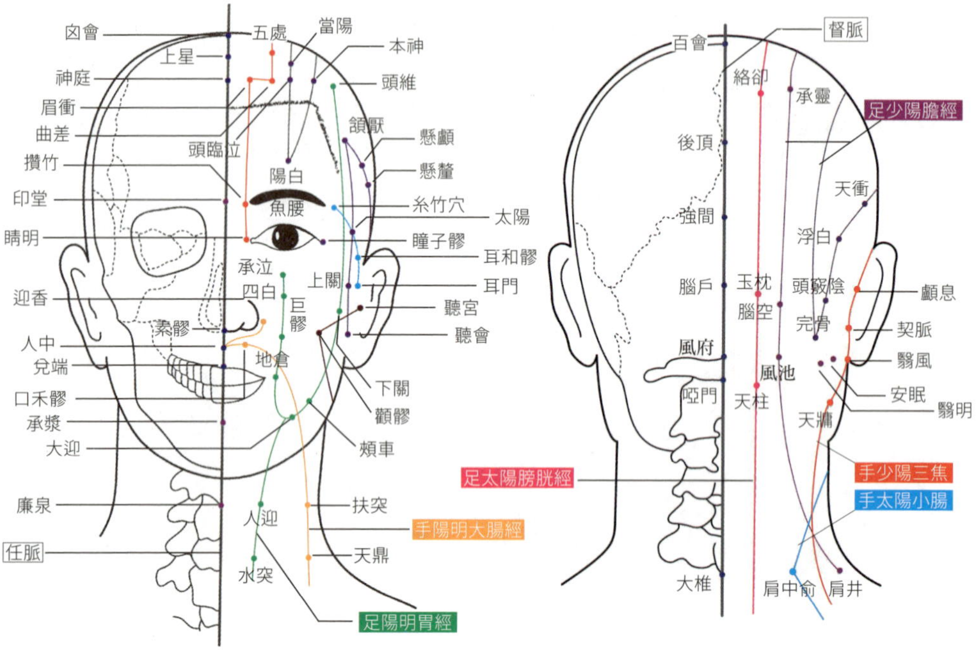

頭、面滿佈重要穴位，族繁不及備載。因為肌肉薄，神經多，如果是扎針，難度很高。自行按摩，簡便，也較安全。不必特別記憶穴位，地毯式全部按摩一遍，就對了！眼周請只在有骨頭的部位按摩，以免誤傷眼球。

改善感冒、倦怠的按摩法

在感冒初起，病家有些發熱、精神倦怠的時候，也可以嘗試看看。

方法：

1. 在小腿肚、腳底，以及後背部的脊椎兩側，後腦的「風池」、「風府」部位，沿著「足太陽膀胱經」，多做摩擦，讓體表溫熱，直到能出微汗的程度。

2. 再配合適量飲用太極米漿粥，同時避免再次受風、受寒，別喝白開水。若病家沒有食欲，除了太極米漿粥外，可以暫時不進任何飲食，不必強求。

3. 這個方式對小兒發燒的時候也可以使用。第一時間先穩定病情，讓家長們有足夠的時間做出正確的判斷、穩定軍心，千萬不要倉促退燒，造成病家將來難以恢復的身體功能損傷。

協助改善睡眠的按摩法

除了前述的方法，接下來介紹的辦法也有機會幫助改善睡眠品質。

方法：

1. 在胸口中央區域，約是兩乳頭連線的中間點高度，上下來回輕輕摩擦至體表維持發熱。

2. 此處有一穴位，名為「膻（音同淡）中」，能貫通心火與心包，加強兩者的功能連繫。詳細位置不必太講究，因為無論位於膻中略上的「玉堂」或略下的「鳩尾」，都是任脈的循行路線，也對收降心氣、聯絡心包有益處，放輕鬆來做，感覺到溫暖、舒緩的程度就行。

3. 心包，也就是現代表述中的心臟，若是與心火能量的連繫良好，可輕減因勞心或勞力所產生的輕微心臟不適，或因此引起的疲勞感，也有幫助在睡眠中加強舒緩的作用。

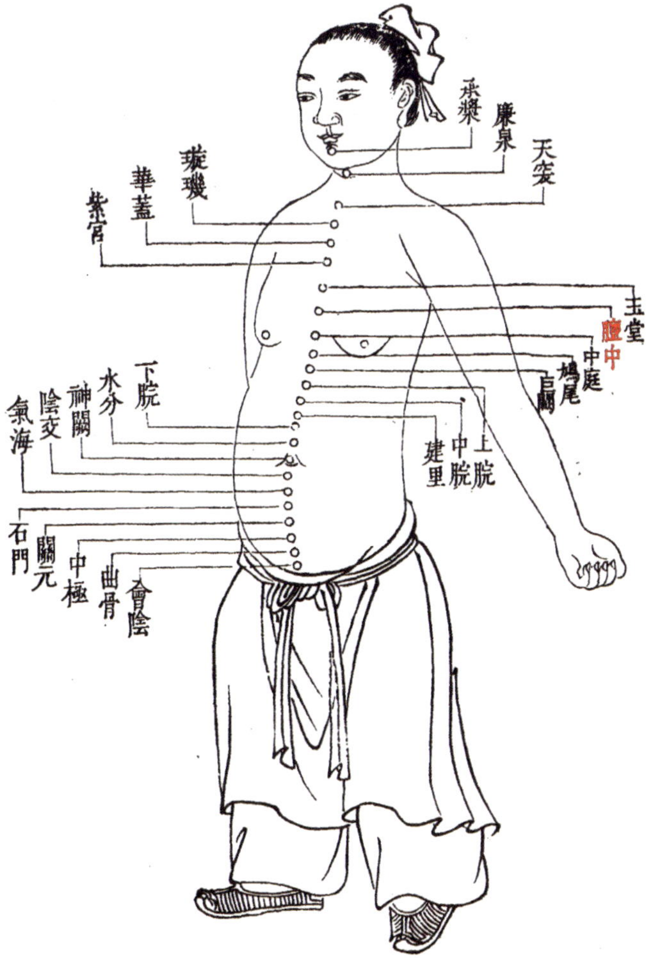

任脈經諸穴圖

附錄 太極米漿粥在新冠肺炎病程中與癒後所帶來的正面效益

公元二〇二二年，我有幸受邀於《自然療法暨養生健康促進期刊》，發表了《透過《傷寒雜病論》治療原理探討太極米漿粥對 COVID-19 病患之病程與癒後效益之個案研究》論文。這是全球第一篇正式針對太極米漿粥於養生與療疾的效益進行研究的論文，雖是小小的第一步，但希望能藉此拋磚引玉，令全球的專家學者們對於來自古經方中醫的學術進行更多現代化表述的研究，也讓更多朋友能夠透過論文，認識到太極米漿粥此一家常養生法，馬上做，正確做，幫助自己重拾健康，是為幸甚。

論文先從《傷寒雜病論》所明示的外感辯證條文，對新冠肺炎（COVID-19）的發病特徵進行分析，依照官方統計記載的病證描述進行辯證，確認為太陽外感。並由新冠肺炎重症患者的臨床表現對照條文描述，可知此為太陽外感進一步惡化成陽明外感的結果。回參條文又得知，從太陽外感惡化至陽明外感的關鍵，在於胃中津液乾燥。得出：病程中只要能維持住胃中津液，就有積極預防病情惡化的可能。接著從《傷寒雜病論》及各種古籍中可知，粥糜對養胃、養津液有普遍性的認知與正面肯定，但古來文獻對所謂的「粥糜」均缺乏明確之定性與定量描述，並非如藥方或藥材一般能容易比對品相或重製再現。因此，本次的個案研究即以由我紫林齋主首創，並率先於公元二〇〇五年公開發表之「太極米漿粥」的標準做法為基準，對個案進行資料收集與深入訪談，以了解個案在新冠肺炎確診，或是自認患有相關病症的病程中，因為太極米漿粥的介入而產生的效益，並進行評估。

在各年齡與性別不一的個案中，無論是否接受治療，或是否接種疫苗，甚至無論是否確診，只要有近似的病證，皆可使用，不需要做更進一步的精細辯證。

而且八例個案中的成人在每日飲用至一千毫升，十二歲以下兒童使用至五百毫升以上時，都能感受到三日內有明顯病況舒緩的反應，可得知太極米漿粥對於無論是否施打疫苗，或來自於不分西藥與中藥的治療，均無任何不良反應，更可能具有支持病情好轉的傾向。就算病程中食欲不振，不進其他飲食，只喝太極米漿粥支持，並不影響病況改善，也未有任何體力不繼等不良反應。全體個案皆無重症傾向，發燒、頭痛、倦怠、肌肉或身體痠痛等不適感雖各有不同，但均在四週內就完全恢復正常，沒有長新冠等後遺症，並且各例個案在癒後因為病程中的體驗良好，更願意維持每日飲用太極米漿粥的習慣。其中值得注意的是：有一例個案在確診後，未接受任何治療，只以太極米漿粥支持，而同住的家人雖然也幾乎都同時確診，卻也一樣使用太極米漿粥支持，個案與家人均沒有重症化，彼此不需隔離，平安痊癒，甚至可以相互照護。

我早就提過，太極米漿粥本於古經方中醫，其來有自，合於醫理、藥理、生理、病理的論述，對胃氣與胃中津液的調養均有正面效益。過去二十年來，我只專注於推廣介紹，並非先從學術論文著手來成名，甚至不急於做商業上的專利註冊謀利，也是本於心懷天下蒼生，救人為先的理念，就算抄襲剽竊者眾，我也不興訟，只一一糾舉其論述錯誤之處，以免害人。今有機會以學術論文的角度提出我的研究成果，並透過個案研究，提示出太極米漿粥對於養護胃氣與胃中津液具有正面效益的可能性，並依我個人在醫理上的見解，藉由解讀《傷寒雜病論》條文探討治療新冠肺炎的思考方向，得知新冠肺炎的治法同於太陽外感，對治療及預防重症化等研究，相信會更有進展。再根據條文，從個案研究養護胃氣、津液對病程與癒後的正面效益，提示出太極米漿粥有機會進一步推廣至幫助包含糖尿病、高血壓等各種病證治療與養護的研究方向。雖然個案訪談僅能做為先行性效益評估，但至少在將來的研究方向上，可以從這篇論文開始，設計出更多、更明確的研究計畫，進一步廣泛探討太極米漿粥在各種疾病醫療上的效益。

胃氣與胃中津液，本來就是仲景在《傷寒雜病論》中的理論架構核心，若太極米漿粥確實能提振胃氣、養護津液，對於更多流行性、急性或長期慢性疾病自然也可能存在有正面效益，值得進一步的研究與探討。就像這次以新冠肺炎為主題，若患者都能在家自行養護，也能確實預防惡化為重症，卻僅需要一碗「清水煮大米」便可成功，那麼，對大幅度減輕公眾醫療資源的負擔，確實十分正面、積極。患者不需要集中隔離，對年幼的患者來說更加人性，這些都是有益於全體人類的好事，非常值得投入長期、大規模的研究以及推廣。

太極米漿粥對人體的好，現在有了初步的科學研究根據。但，還不夠。當有人在雙手一攤推說「沒有科學根據」的時候，我就親自著手來做，拿出實據，再發表評論，這才是真正的科學精神，才是讀書人應有的「先天下之憂而憂」的胸襟。論文最歡迎的就是廣為引用，接受評論。無論想證實或證偽太極米漿粥的先進，若能拿出科學研究根據，在學術期刊上公開發表出來，我，紫林齋主，永遠樂見，永遠歡迎！

紫林齋主

紫林書院校長

紫林中醫創辦人

本名林祥榮，公元二〇〇三年確診罹患膽結石，因不定時炸裂的劇痛，試過各種排石偏方，險些開刀割膽，後來因緣際會下轉而自研中醫，從而發現失傳千年桂林古本《傷寒雜病論》的養生方法，成功自療根治。

公元二〇〇五年起在雅虎奇摩部落格留下學習《桂林古本》的心得。其時多以「IL」為筆名，在與網友交流，討論中醫藥研究問題的過程中，同樣看到許多朋友在自學之際，碰到與今日世道主流相左的矛盾之處，也看到許多一時流行的健康養生觀念，實在與古籍立論精神相去甚遠。在多位同道朋友的積極邀約與鼓勵之下，公元二〇〇七年開設「中醫生活講座」，由最基本的陰陽、五行、六氣、生克概念入門，澈底說明古經方中醫架構與今日世人所認知的差異，重新檢視今日的疾病預防與保健觀念。

目前往返兩岸進行演講和開課，受眾遍及兩岸三地五大洲。

出版作品：《太極米漿粥》、《物性飲食．非吃不可與少吃為妙的全食物養生法》（上下兩冊）、《中醫師也想學的25形人養生攻略：算體質！來自黃帝內經的零死角全息調理法》

全球論壇：http://www.vitacillin.com/

太極米漿粥【暢銷增訂版】

來自桂林古本傷寒雜病論，靠白米就能重拾健康的本源療法

作者— 紫林齋主

副總編輯— 楊淑媚

設計— 張巖

攝影— 二三開影像興業社

校對— 紫林齋主、楊淑媚

行銷企劃— 謝儀方

總編輯— 梁芳春

董事長— 趙政岷

出版者— 時報文化出版企業股份有限公司

108019 台北市和平西路三段二四〇號七樓

發行專線—（02）2306—6842

讀者服務專線—0800—231—705、（02）2304—7103

讀者服務傳真—（02）2304—6858

郵撥—19344724 時報文化出版公司

信箱—10899 臺北華江橋郵局第 99 信箱

時報悅讀網—http://www.readingtimes.com.tw

電子郵件信箱—yoho@readingtimes.com.tw

法律顧問— 理律法律事務所　陳長文律師、李念祖律師

印刷— 勁達印刷有限公司

二版一刷— 2025 年 2 月 21 日

定價— 新台幣 450 元

時報文化出版公司成立於一九七五年，並於一九九九年股票上櫃公開發行，於二〇〇八年脫離中時集團非屬旺中，以「尊重智慧與創意的文化事業」為信念。

太極米漿粥 / 紫林齋主作 . -- 二版 . -- 臺北市 : 時報文化出版企業股份有限公司 , 2025.02 面 ;　公分

ISBN 978-626-419-246-0(平裝)

1.CST: 食療 2.CST: 養生 3.CST: 飯粥

413.98　　114000939

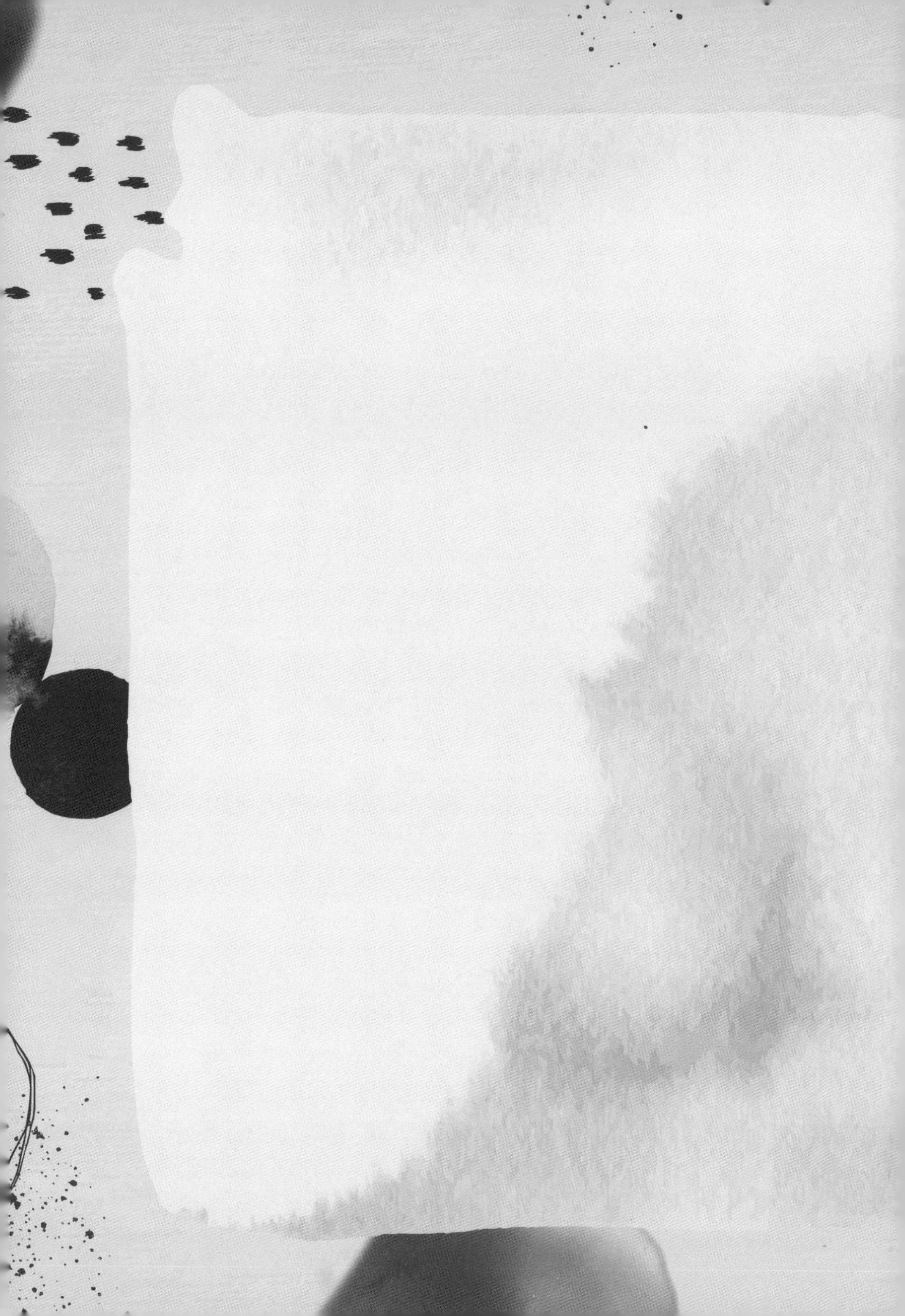